GÜNTHER H. HEEPEN

# DIE SANFTEN 3 DER NATURHEILKUNDE

## Bach-Blüten, Homöopathie & Schüßler-Salze

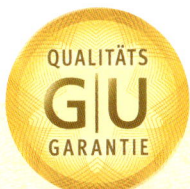

## DIE GU-QUALITÄTSGARANTIE

Wir möchten Ihnen mit den Informationen und Anregungen in diesem Buch das Leben erleichtern und Sie inspirieren, Neues auszuprobieren. Bei jedem unserer Produkte achten wir auf Aktualität und stellen höchste Ansprüche an Inhalt, Optik und Ausstattung.
Alle Informationen werden von unseren Autoren und unserer Fachredaktion sorgfältig ausgewählt und mehrfach geprüft. Deshalb bieten wir Ihnen eine 100%ige Qualitätsgarantie.

**Darauf können Sie sich verlassen:**
Wir legen Wert darauf, dass unsere Gesundheits- und Lebenshilfebücher ganzheitlichen Rat geben. Wir garantieren, dass:
• alle Übungen und Anleitungen in der Praxis geprüft und
• unsere Autoren echte Experten mit langjähriger Erfahrung sind.

**Wir möchten für Sie immer besser werden:**
Sollten wir mit diesem Buch Ihre Erwartungen nicht erfüllen, lassen Sie es uns bitte wissen! Nehmen Sie einfach Kontakt zu unserem Leserservice auf. Sie erhalten von uns kostenlos einen Ratgeber zum gleichen oder ähnlichen Thema. Die Kontaktdaten unseres Leserservice finden Sie am Ende dieses Buches.

GRÄFE UND UNZER VERLAG. *Der erste Ratgeberverlag – seit 1722.*

KGS

# THEORIE

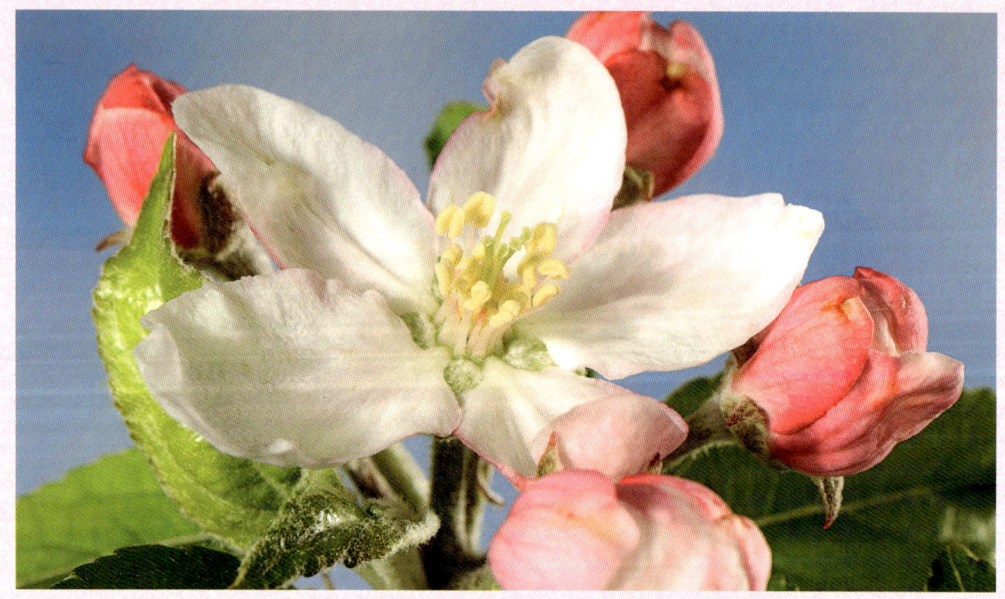

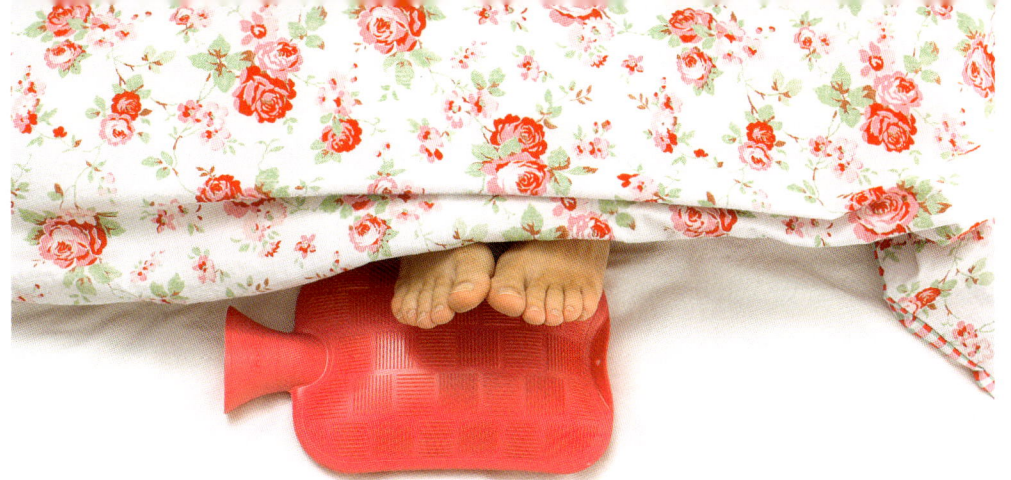

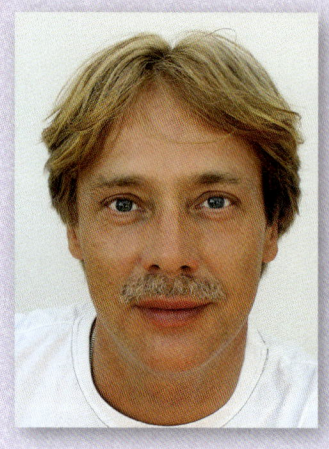

## GÜNTHER H. HEEPEN

ist Heilpraktiker in eigener Praxis.

»Die Natur hat jederzeit recht.«

JOHANN WOLFGANG VON GOETHE

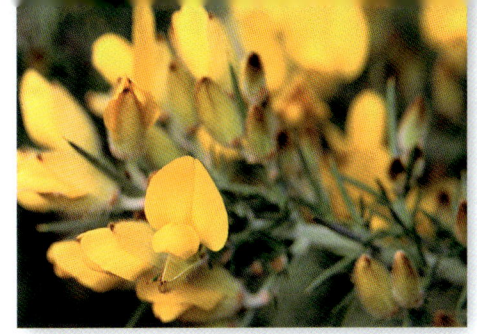

# GANZHEITLICH HEILEN

Dieses Buch ist ein Handbuch für alle Fälle. Es begleitet Sie auf Ihrem Weg zur Gesundheit und hilft Ihnen, gesund zu bleiben. Sie erfahren alles Wichtige über die drei großen Heilverfahren, die mir besonders am Herzen liegen und die mich seit Beginn meiner Praxistätigkeit vor 25 Jahren begleiten. Es sind die Bach-Blüten des englischen Arztes Dr. Edward Bach, die Schüßler-Salze des deutschen Arztes Wilhelm Heinrich Schüßler und die zu Recht oft »königliche Therapie« genannte Homöopathie des ebenfalls deutschen Arztes Samuel Hahnemann. Die wirkungsvollen Verfahren helfen Ihnen auf sanfte Art, ob zu Hause oder unterwegs, ob bei akuten oder chronischen Beschwerden, ob beim Gesundwerden oder Gesundbleiben – so wie sie schon Millionen Menschen geholfen haben.

Ich freue mich, meine Begeisterung für die drei großen Männer der Naturheilkunde mit Ihnen zu teilen. Sie werden vieles über deren Werdegang und die Entwicklung ihrer Therapiekonzepte erfahren. In den Praxiskapiteln finden Sie schnell zu derjenigen Auswahl an Mitteln, die genau zu Ihren aktuellen Beschwerden passt. Die in diesem Buch empfohlenen Mittel decken weitgehend alle selbst behandelbaren Erkrankungen und Beschwerden ab, mit denen wir im Leben so konfrontiert werden.

Betrachten Sie diesen Ratgeber als Ihre persönliche Hausapotheke. Ich wünsche Ihnen viel Erfolg damit. Bleiben Sie gesund!

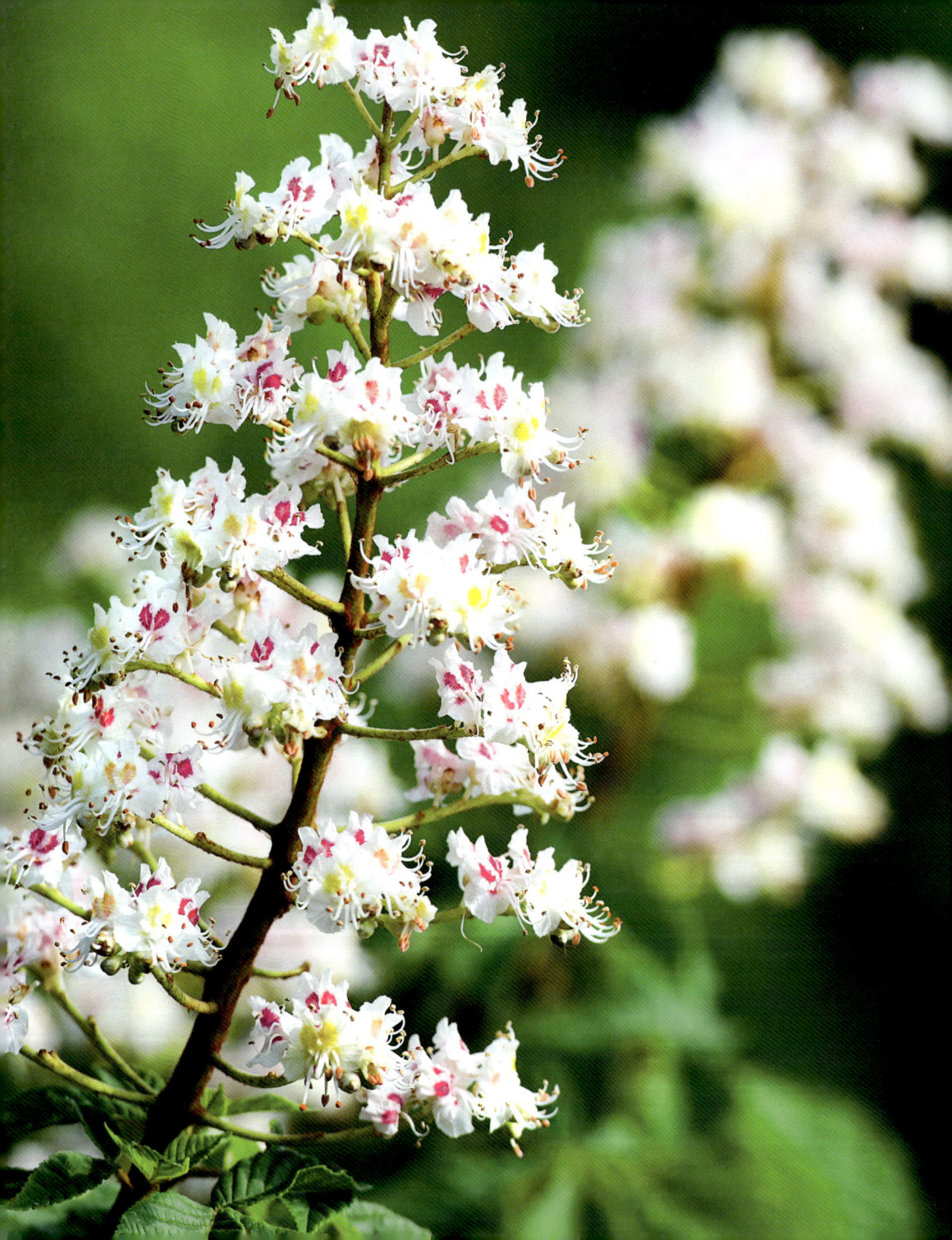

# DREI SANFTE HEILVERFAHREN FÜR IHRE GESUNDHEIT

AUF EINER KLEINEN REISE IN DIE MEDIZINGESCHICHTE LERNEN SIE HIER EDWARD BACH, SAMUEL HAHNEMANN, WILHELM HEINRICH SCHÜSSLER UND IHRE HEILVERFAHREN KENNEN. WAS SIE FÜR UNS GELEISTET HABEN, IST VON UNSCHÄTZBAREM WERT!

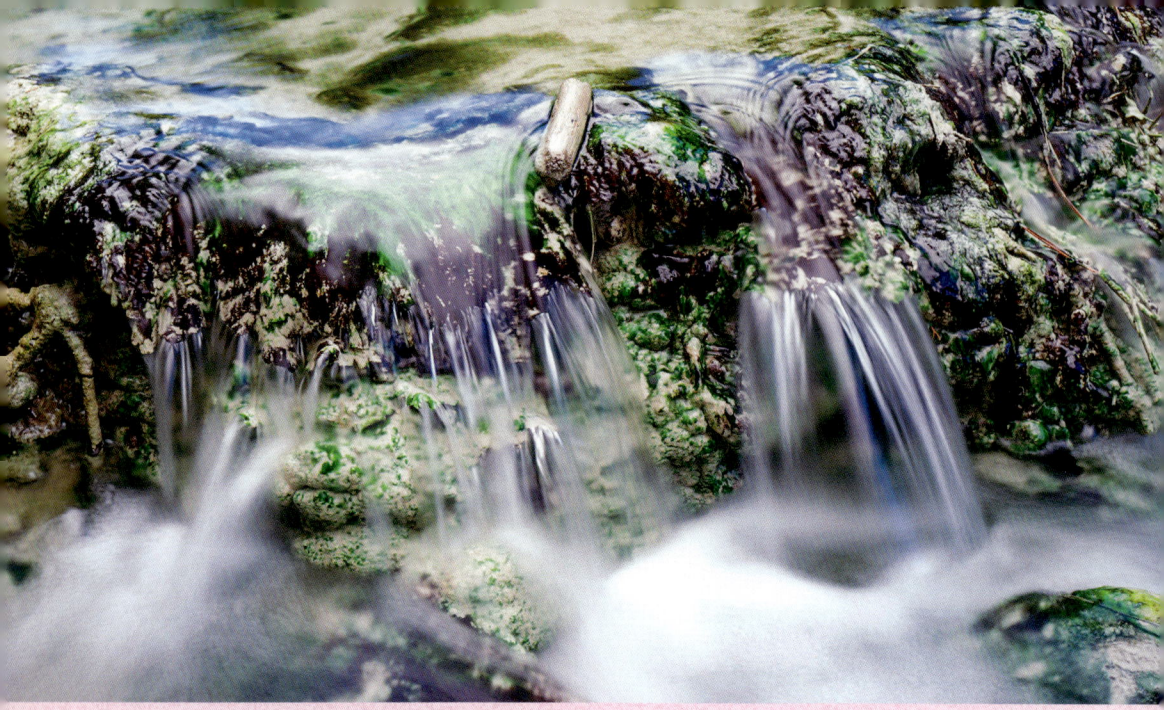

# BACH-BLÜTEN:
# PFLANZENESSENZEN FÜR DIE SEELE

Der aus Moseley bei Birmingham in England stammende Arzt Dr. Edward Bach (1886 – 1936) vertrat die Ansicht, dass jedes körperliche Leiden eine psychische Ursache habe, und für jeden Seelenzustand sei eine seiner 38 Blütenessenzen hilfreich.

Um die psychische Ursache zu ermitteln, kann man sich oftmals auch an körperlichen Symptomen orientieren: So hilft etwa die Bach-Blüte Aspen Menschen mit vagen Ängsten, die sich auch körperlich niederschlagen können in Kopfschmerzen, Zittern oder Muskelanspannung. Bach kam zu der Überzeugung, dass alle Krankheiten, von Unfällen und Infektionen abgesehen, an eine seelische Ursache gekoppelt sind. Er hatte nämlich die Beobachtung gemacht, dass seine Patienten auch körperlich gesund wurden, wenn er mit seinen Blütenessenzen das seelische Leid behandelte.

## Bachs früher Wunsch: helfen und heilen

Edward Bach soll schon in seiner Kindheit durch außergewöhnliche Empfindsamkeit und feine Intuition, durch Mitgefühl und enge Verbundenheit zur Natur aufgefallen sein. Mit 17 Jahren begann er in der Eisengießerei seines Vaters zu arbeiten. Dabei erschreckte ihn, in welch schlechtem Zustand sich viele der Arbeiter befanden: Unterernährung, schlechte Arbeits- und Lebensbedingungen, Krankheiten. Schon in dieser Zeit soll sein Wunsch entstanden sein, Heilmittel für die Menschen zu finden, vor allem für die Armen – Arzneien, die einfach anzuwenden und für jedermann bezahlbar waren. Mit 20 Jahren begann er sein Medizinstudium. Als Arzt avancierte er schnell zum Leiter der Unfallstation einer Londoner Universitätsklinik, bevor er seine eigene Praxis eröffnete.

## Kritik an der Schulmedizin

Nach einigen Jahren praktischer Tätigkeit sah Bach die Schulmedizin zunehmend kritischer: Sie schenke dem kranken Menschen als Individuum zu wenig Beachtung, interessiere sich stattdessen vorwiegend für das erkrankte Organ oder das Symptom. Diese Medizin wollte er nicht ausüben und bewarb sich als Assistenzarzt am bakteriologischen Institut der Universität. Dort beschäftigte er sich mit der Erforschung von Bakterienstämmen und entdeckte Zusammenhänge zwischen chronischen Erkrankungen und der Vermehrung bestimmter Darmkeime.

## Ausgangspunkt vieler Krankheiten: der Darm

Während seiner Tätigkeit als Arzt und Mikrobiologe entdeckte Bach, dass die Ursache vieler chronischer Erkrankungen eine intestinale (den Verdauungstrakt betreffende) Vergiftung aufgrund spezieller Bakterien ist. Bisher hatte man diese Vergiftung nur bei akuten Infektionen beschrieben. Bachs Verdienst war es, sie in Bezug zu hoffnungslosen klinischen Fällen zu setzen, für die keine wirksame Therapie zur Verfügung stand.

## INFO

**GEHEIMNISVOLLE KRÄFTE?**

Eine drastische Wende im Leben des jungen Arztes wurde durch einen schweren Blutsturz eingeleitet. Bach fiel in ein tiefes Koma, die Kollegen diagnostizierten einen bösartigen Milztumor. Nach der Operation sagte man ihm, dass er noch drei Monate zu leben habe. Doch Bach überlebte nicht nur die drei Monate, sondern genas zusehends. Alle Verlaufsprognosen, alle Erfahrungen mit Milztumoren schienen auf den Kopf gestellt.

## ARZT IM HOMÖOPATHISCHEN KRAN-KENHAUS: EINE NEUE THERAPIE

Je mehr sich Bach mit den Darmbakterien beschäftigte, die er bei chronisch Kranken vorfand, desto mehr reifte seine Erkenntnis, dass die aus diesen Darmkeimen hergestellten Vakzine (Impfstoffe) wertvolle Heilmittel sind, wenn man sie nach bestimmten Regeln anwendete.

Im Jahre 1918, inzwischen galt er als geheilt, nahm Bach eine Stelle als Arzt im homöopathischen Krankenhaus in London an – die Homöopathie des deutschen Kollegen Hahnemann faszinierte ihn. Aber trotz vieler Erfolge mit homöopathischen Mitteln schien er mit der Methode und ihrer schier unendlichen Auswahl an Mitteln unzufrieden. Er wünschte sich, mit einer begrenzten Anzahl an Mitteln auszukommen, andererseits wollte er andere Kriterien für die Auswahl aufstellen. Hier finden wir Parallelen zu Dr. Schüßler, der ebenfalls aus der klassischen Homöopathie kam, aber nach einer »abgekürzten« Therapie suchte.

Zurück zu den von Bach nachgewiesenen Darmkeimen: Diese sind an sich nicht krankheitserregend, aber bei chronisch Kranken entdeckte er besonders hohe Keimzahlen, die den Kranken belasteten. Er beschloss, die bisher in der Klinik nur in akuten Fällen eingesetzte Vakzine-Injektion bei chronisch Kranken zu testen. Zunächst intensivierte die Injektion die Symptome, danach trat eine deutliche Besserung ein.

Aufgrund präziser Stuhlanalysen war Bach im Laufe der Zeit imstande, allein durch den bakteriologischen Befund zu sagen, unter welchen Beschwerden der Patient litt. Schließlich ließ Bach, von der Homöopathie inspiriert, die Darmvakzine potenzieren, also nach homöopathischen Regeln verschütteln und verdünnen. Damit war aus dem Vakzin eine Nosode entstanden (ein aus krankhaften Sekreten oder Geweben hergestelltes homöopathisches Mittel). Bach schrieb: »(…) Vakzine sind wertvolle Heilmittel, wenn man sie nach den homöopathischen Regeln und unter Berücksichtigung der Reaktionen des Patienten verabfolgt und nicht, wie man es bisher zu tun pflegte, in regelmäßigen Abständen.« In der Praxis sah das so aus, dass Bach zunächst eine Gabe des Vakzins verabreichte und mit der nächsten so lange wartete, bis die eintretende Besserung zum Stillstand kam. Dies entspricht den Kriterien Hahnemanns, die dieser im »Organon« beschreibt.

## NOSODENTHERAPIE GERÄT IN VERGESSENHEIT

Die großartige Entdeckung Bachs war im Zuge der Erforschung neuer Therapien bald wieder vergessen. Auch Bach selbst war in zunehmendem Maße unzufrieden mit dem Verfahren. Nicht etwa, weil es ihm an Heilerfolgen mangelte, sondern weil die Herstellung der Nosoden umständliche und komplizierte Techniken erforderte.

## Blüten für die Psyche

Bach wollte nun einfache Heilmittel schaffen und widmete sich verstärkt der Pflanzenheilkunde. Damit waren die ersten Schritte zu den Blütenessenzen, die ihn später weltberühmt machen sollten, getan. Schon bei den Darmnosoden hatte Bach auf Gemütssymptome geachtet, dies tat er nun immer eingehender. Auch seine Methode aus der Mikrobiologie, bestimmte Gemütsäußerungen ganz bestimmten Darmbakterien zuzuschreiben, wollte er ausbauen.

## Ein Schlüsselerlebnis

Anfang 1929 begann Bach mit Pflanzen zu experimentieren. Er reiste nach Wales, woher seine Familie stammte und wo er als Jugendlicher viel gewandert war. Bei seinen Spaziergängen fand er nahe einem Gebirgsbach zwei Wildblumen, die ihn faszinierten: die Gefleckte Gauklerblume (Mimulus) und das Drüsentragende Springkraut (Impatiens). Zurück in London stellte er daraus eine Arznei her, die er schwerkranken Patienten verabreichte. Verblüfft stellte er fest, dass es ihnen nach der Einnahme besser ging. Zwei Jahre später schloss Bach sein Labor und die Praxis in London und verbrannte all seine Forschungsresultate. Aufgrund des Schlüsselerlebnisses mit den wildwachsenden Pflanzen wollte er sich forthin nur noch den Kräutern widmen. Er wollte weitere heilende Pflanzen entdecken und sie bestimm-

ten Gemütszuständen zuordnen. Denn er war der Ansicht, dass körperliche Beschwerden seelischen Ursprungs sind und die Behandlung der Seele an erster Stelle steht. Für seine neue Therapie ließ Bach sich von drei strengen Auswahlkriterien leiten:

- Keine Verwendung giftiger Pflanzen.
- Keine Nahrungspflanzen.
- Keine primitiven Pflanzen, also nur evolutionsgeschichtlich höherentwickelte. Es sollten Pflanzen sein, »deren Entwicklungsstand entsprechend hoch oder höher ist als der des durchschnittlichen Menschen«. Denn nur sie besäßen die Kraft, unsere Schwingungen anzuheben und mit den geistigen Kräften, die Gemüt und Körper heilen, zu durchfluten. Der sehr religiöse und spirituelle Bach ließ sich dabei auch von Eingebungen leiten.

In den grünen Weiten der walisischen Hügel fand Bach zu seiner Therapie.

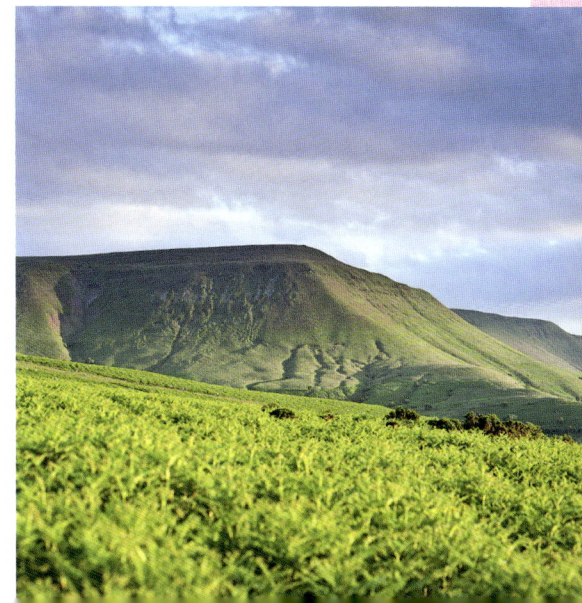

## DAS ZIEL JAHRELANGER SUCHE

Die neuen Heilmittel entsprachen endlich Bachs Vorstellungen einer menschengerechten Medizin. Sie wurden dem tief in seinem Denken verwurzelten Ursachenprinzip von Krankheiten gerecht. Bald gab es für ihn nicht mehr »die Arthrose«, »das Ekzem«, »die Gicht« oder »das Magengeschwür«, sondern nur mehr den seelischen Konflikt, den der Kranke durchlebte, oder das seelische Trauma, das er vor der Erkrankung erlitten hatte: »Dieser Konflikt ist die Wurzel von Krankheit und Unglück!«

## Die Grundkrankheiten beheben

Auslöser für Konflikte, die sich auf körperlicher Ebene als Krankheitssymptome äußern, sind nach Bach die folgenden Zustände: Hass, Eigenliebe, Unwissenheit, Unsicherheit, Habgier und Stolz. Er bezeichnete sie als Grundkrankheiten, als die Fehler des Menschen. Sie durch Umkehr auszumerzen und zu korrigieren, war sein Ziel. Mit den Blütenessenzen gelang es ihm, diese Störungen zu beeinflussen, die erkrankte Person wieder in Harmonie zu bringen sowie emotionale und mentale Konflikte zu lösen.

## 12 HEILER UND 26 HELFER

Anfangs hatte Bach 12 Pflanzen als »Heiler« beschrieben, später ergänzte er sie um 26 »Helfer«. 37 der Essenzen stammen von wildwachsenden Blüten, die 38, Rock Water, wird aus frischem Quellwasser hergestellt.

Zudem gibt es Nr. 39 Rescue Remedy®, die Notfalltropfen, eine Mischung von fünf Essenzen. Genaueres lesen Sie ab Seite 39.
Die entdeckten Pflanzen ordnete Bach sieben Hauptgruppen von Gemütszuständen zu:

- Angst
- Unsicherheit
- Ungenügendes Interesse an der Gegenwart
- Einsamkeit
- Überempfindlichkeit gegen äußere Einflüsse
- Mutlosigkeit und Verzweiflung
- Sorge um das Wohl anderer

## HEILUNG BEGINNT IN DER SEELE

Für die Auswahl der Blüte(n) für einen Patienten ließ Bach sich von seiner Wahrnehmung leiten: Der Ausdruck von Person und Psyche führte ihn zur richtigen Verordnung. Daraus geht hervor, dass sich einer bestimmten Krankheit nicht einfach eine Blüte zuordnen lässt. Dennoch lehrt die praktische Erfahrung, dass es durchaus körperliche Symptome gibt, die man ergänzend zur Auswahl heranziehen kann oder die bei bestimmten psychischen Symptomen häufig vorhanden sind. So passt etwa die Bach-Blüte Impatiens zu ungeduldigen, gehetzten und hastigen Menschen. Die Anspannung spiegelt sich körperlich wider in Muskelverspannung, Schmerzen, Krämpfen. Bach selbst beschrieb oft körperliche Beschwerden, wie im Praxisteil zu lesen, primär galt aber das psychische Erscheinungsbild. Julian Barnard,

Kopf einer der Firmen, die Bach-Blüten nach den Vorgaben von Edward Bach herstellen, sagt zur Wirkweise der Blütenessenzen: »Ganz gleich, welche Erkrankung vorliegt, wir können mit den Bach-Blüten die Hauptursache des Zustands beseitigen, wenn es uns gelingt, die psychische Gleichgewichtsstörung zu ermitteln.«

## EIN NEUES KRANKHEITSVERSTÄNDNIS

Dr. Bach ermittelte als Ursache organischer Leiden eine Disharmonie zwischen Seele und Persönlichkeit und beschrieb sie als Wurzel von Krankheiten. Den Stolz nannte er die Frucht von Arroganz und Starrheit im Denken: »Stolz wird Krankheiten erzeugen, die Starrheit und Steifheit im Körper mit sich bringen«. Schmerz ist Folge von Grausamkeit, und Nervenkrankheiten sind Folgen des Sich-nach-innen-Wendens durch zu viel Selbstverliebtheit. Das Herz als Quell des Lebens und der Liebe neigt zu Beschwerden, wenn die Liebe zum Mitmenschen nicht recht entfaltet oder falsch gebraucht wird.

Bachs Krankheitsverständnis unterscheidet sich vom bekannten Ursache-und-Wirkung-Prinzip der etablierten Medizin. Seine Gedanken sind für die Mehrheit der Naturwissenschaftler nicht nachvollziehbar. Dem kann man die Heilungsquote der Blütenessenzen entgegenhalten, die Howard und Ramsell vom englischen Bach Centre in Mount Vernon mit 75 Prozent angeben.

## BEREIT ZUR VERÄNDERUNG

Damit die Blütenessenzen ihre heilenden Wirkungen entfalten können, ist es wichtig, dass der kranke Mensch zu Veränderungen bereit ist. Das kann auch bedeuten, Gewohnheiten zu überdenken sowie eine notwendige ärztliche Therapie anzunehmen. Die Bach-Blüten sollen bei den Veränderungen als Stütze angenommen werden. Je aufnahmebereiter ein Mensch dafür ist, desto tiefer ist die Wirkung der Mittel. Die Blütenessenzen als Arzneien nach dem »Lichtschalterprinzip« zu sehen, ist dagegen falsch. Sie helfen uns, Schwächen und Fehler zu erkennen und auszumerzen; aber den entscheidenden Schritt müssen wir selbst tun.

> ## Es ist nicht die Krankheit, die von Bedeutung ist, sondern der Patient.
>
> DR. EDWARD BACH

So nannte Bach seine Arzneien ein Korrektiv und schrieb: »Wenn die Lektion verstanden und der Fehler beseitigt ist, brauchen wir das Korrektiv nicht mehr. Wir müssen immer daran denken, dass Leiden an sich wohltätig ist, indem es uns darauf hinweist, wenn wir falsche Wege beschreiten.«

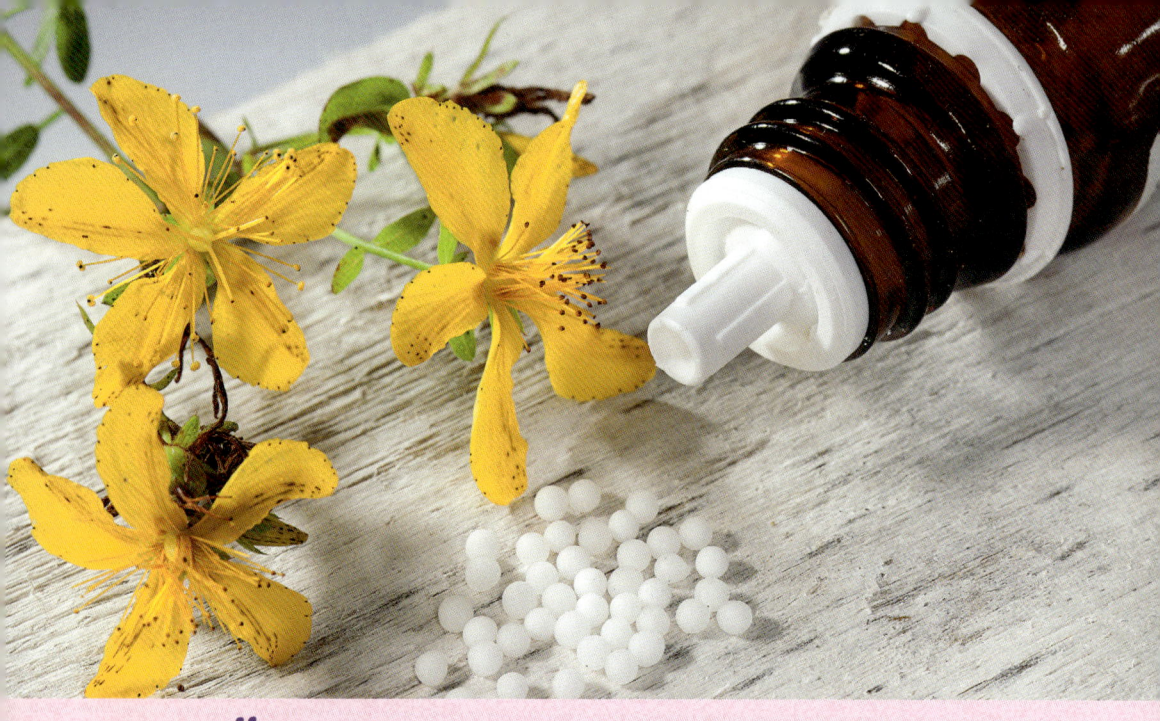

# HOMÖOPATHIE: NATURSUBSTANZEN IN »HOCHFORM«

Die vom Arzt Dr. Christian Friedrich Samuel Hahnemann (1755 – 1843) aus Meißen begründete Homöopathie ist ein tiefgreifendes und individuelles Heilverfahren, das nicht nur die Beschwerden des Menschen, sondern auch seine Person, seine Eigenarten und Auffälligkeiten erfasst und diese in die Suche nach dem passenden Heilmittel einfließen lässt. Die »Königin der Naturheilkunde« mit ihren nahezu 1 000 Mitteln hilft uns, Alltagsbeschwerden ebenso wie chronische Erkrankungen erfolgreich zu behandeln, außerdem ist sie einsetzbar bei seltenen oder sehr vielseitigen Beschwerden. Die homöopathische Behandlung kann eine Therapie der ganzen Person, ihrer Eigenheiten und Symptome sein. Sie leistet aber auch schnelle Hilfe in akuten Fällen. Ihre Basis ist die sogenannte Ähnlichkeitsregel: »Ähnliches möge mit Ähnlichem geheilt werden.«

# Hahnemann: ein Revolutionär der Medizin

Der Begründer der Homöopathie war nicht nur ein bedeutender Arzt, sondern auch ein berühmter Chemiker und Pharmazeut. Als Schüler war er durch besondere Begabung aufgefallen. Sein Vater wollte zunächst, dass er eine kaufmännische Lehre abschloss, doch schließlich durfte er bis zum 20. Lebensjahr die Schule St. Afra in Meißen besuchen, wo bis heute außergewöhnlich begabte Schüler gefördert werden. Anschließend zog er nach Leipzig zum Medizinstudium. Sein Brot verdiente er als Übersetzer. Er war arm, arbeitete Tag und Nacht, hatte kaum Kontakt zu Kommilitonen. Seine wenigen Bekannten berichteten, dass er sich täglich draußen bewegte, »als Ausgleich für die Stubenhockerei«, wie er sagte. Dies behielt er bis ins hohe Alter bei, und auch als Familienvater bestand er auf dem täglichen gemeinsamen Spaziergang.

## Heute hier, morgen dort

Nach zwei Jahren verließ Hahnemann Leipzig, da er vom Studium enttäuscht war. Es vermittelte aus seiner Sicht nur graue Theorie und ermöglichte ihm keinen Kontakt zu Patienten. Er setzte sein Studium in Wien fort und konnte nun an den Visiten des Professors am Krankenbett teilnehmen. Kurze Zeit später wurde er vom Statthalter von Siebenbürgen engagiert, dessen Bibliothek und Münzsammlung zu ordnen und der Familie als Hausarzt zur Verfügung zu stehen. Er begleitete den Statthalter bei Reisen und studierte dabei die Krankheiten der Menschen. In dieser Zeit erkrankte er selbst an Malaria – man nimmt an, dass der Ursprung seines Heilverfahrens bereits hier zu finden ist, wie Sie auf der nächsten Seite lesen. Wieder genesen, aber noch von den Folgen der Erkrankung belastet, zog er nach einem Jahr nach Erlangen, wo er sein Studium nun abschloss und 1779 promovierte.

### EIGENE PRAXISTÄTIGKEIT

Als junger Arzt siedelte Hahnemann nach Hettstedt im Harz über und eröffnete eine bescheidene Praxis mit kleiner Ausstattung an medizinischem Instrumentarium. Nach kurzer Zeit wurde ihm klar, dass er dort zu wenige Patienten erreichte. Er wechselte wiederum den Wohnsitz und wurde in Dessau sesshaft, wo er auch heiratete. Kurze Zeit später nahm er in der Stadt Gommern im heutigen Sachsen-Anhalt eine Stelle mit gutem Gehalt als Kreisarzt an, um den Unterhalt seiner Familie zu sichern. Seine neue Stelle bot ihm auch genug Zeit, sich mit seinem Lieblingsthema, der Chemie, zu beschäftigen. Insgesamt war Gommern jedoch eine Enttäuschung. Hahnemann wurde wenig als Physikus in Anspruch genommen und machte sich daran, medizinische Werke und auch Belletristik aus dem Englischen und Französischen zu übersetzen.

Hahnemann kritisierte die Begeisterung der Mediziner für drastische Ausleitungsverfahren wie Brechkuren, Einläufe, Aderlasse, Schröpfen und Blutegel, deren Anwendung oft übertrieben wurde, mit schlimmen Folgen für die Kranken. Auch in der Tragödie »Faust« von Hahnemanns Zeitgenossen Johann Wolfgang von Goethe findet sich eine Kritik an der Aderlass-Manie.

Hahnemann zog es bald mit seiner Familie nach Dresden. Dort konnte er in den Krankenhäusern der Stadt arbeiten und forschen und widmete sich auch der Schriftstellerei. Im Jahr 1792 zog die Familie mit ihren nunmehr drei Kindern in einen Leipziger Vorort und lebte dort in einfachsten Verhältnissen. Nachts schrieb und übersetzte Hahnemann bei Kerzenlicht, tagsüber half er im Haus. Er verfasste Aufsätze über gesunde Lebensführung, Abhärtung, Luft und Licht und forderte den Bau von Krankenhäusern sowie die Desinfektion von Wohnungen und – seiner Zeit weit voraus – sauberes Trinkwasser.

## Ein Trugschluss als Startschuss

In seiner Leipziger Zeit übersetzte Hahnemann die »Materia medica« des schottischen Mediziners und Chemikers William Cullen ins Deutsche. Dieser Text sollte seinem Leben und seiner Arbeit einen neuen Wendepunkt geben: Cullen schrieb nämlich, die Rinde des südamerikanischen Chinarindenbaums wirke bei der Behandlung der Malaria, indem sie den Magen stärke. Diese Begründung für die Heilwirkung der Chinarinde überzeugte Hahnemann nicht, und so kam es zu seinem berühmten Selbstversuch: Er nahm eine ordentliche Dosis Chinarinde und stellte fest, dass er Fieber bekam, ähnlich dem Wechselfieber (Malaria).

> # Das war nicht das erste Mal in der Geschichte der Medizin, dass ein falscher Schluss zu fruchtbaren Konsequenzen führte.
>
> PROF. HANS RITTER (HAHNEMANN-BIOGRAF)

Hahnemann kannte die Malaria gut, er hatte sie schließlich selbst durchgemacht. In seiner Erlanger Zeit hatte er die Chinarinde kennengelernt, als er einen schweren Malariaanfall damit behandelte. Aufgrund der Erfahrung aus seinem Selbstversuch kam Hahnemann zu dem Schluss: Die Chinarinde wirkt bei Malaria, weil sie beim Gesunden eine ähnliche Erkrankung auslöst. Heute wissen wir freilich, dass vielmehr das Chinin in der Chinarinde schädigend auf die Malaria-Plasmodien (einzellige Parasiten) wirkt.

### BERÜHMTE VORLÄUFER

Hahnemann hatte schon früher beobachtet, dass sich eine chronische Erkrankung manchmal besserte, wenn eine akute dazukam. Sein Chinarinde-Versuch führte ihn indes, wie wir heute wissen, zu einem Trugschluss – allerdings letztlich auch zur Entwicklung einer fantastischen Therapie. Seine Theorie, dass ein Mittel, das bestimmte Symptome hervorruft, eine ähnliche Krankheit heilen kann, vertraten übrigens schon vor ihm große Ärzte wie Paracelsus (1493 – 1541) und Hippokrates von Kos (460 v. Chr. bis 377 v. Chr.) und andere. Hahnemann kannte ihre Arbeiten zum Teil und schrieb auch darüber in seinem grundlegenden Werk »Organon der Heilkunst«.

## Auf verschlungenen Wegen zur Erkenntnis

Die Familie ernähren und neue Erkenntnisse gewinnen – beides war für Samuel Hahnemann der Antrieb für noch viele weitere Ortswechsel. Zusätzlich hatte er auch oft Streit, besonders häufig mit Apothekern, welchen seine Vielseitigkeit als Arzt und Chemiker beziehungsweise Pharmazeut nicht geheuer war. So führte der Weg der Familie Hahnemann weiter nach Gotha, wo er als menschenfreundlicher Arzt in einer »Irrenanstalt« neue Wege beschreiten sollte. Weitere Stationen waren Braunschweig, Hamburg, Dessau, Pyrmont (heute Bad Pyr-

mont) und Wolfenbüttel. Er soll in seinem Leben über 30-mal umgezogen sein. In diesen Jahren hatte er ein viel beachtetes Apothekenlexikon geschrieben und nahm Kontakt mit dem berühmten Arzt Christoph Wilhelm Hufeland (1762 – 1836) auf. Dieser gab ihm die Möglichkeit, in seinem »Journal der praktischen Heilkunde« zu publizieren.

### »SIMILIA SIMILIBUS CURENTUR«

Intensiv beschäftigte sich Hahnemann weiter mit dem Gedanken, dass Ähnliches durch Ähnliches geheilt werden könne. Das bedeutet, dass für die Behandlung eines Kranken eine Arznei benötigt wird, die beim Gesunden ähnliche Beschwerden auslöst. Die tatsächliche Erkrankung wird also laut der Ähnlichkeitsregel durch eine künst-

## INFO

### DIE ÄHNLICHKEITSREGEL

»Man ahme die Natur nach, welche zuweilen eine chronische Krankheit durch eine hinzukommende heilt, und wende in der zu heilenden (vorzüglich chronischen) Krankheit dasjenige Mittel an, welches eine andere, möglichst ähnliche, künstliche Krankheit zu erregen im Stande ist, und jene wird geheilt werden, Similia similibus curentur.« (S. Hahnemann)

lich erzeugte überlagert, was die Selbstheilungskräfte des Körpers auf den Plan ruft.

## Suche nach geeigneten Mitteln

Die von Hahnemann 1796 formulierte Ähnlichkeitsregel gilt als die Geburtsstunde der Homöopathie (altgr. hómoios = gleichartig, ähnlich, páthos = Leiden). Sein nächstes Ziel war nun, möglichst viele Arzneien an gesunden Menschen zu testen, um möglichst viele »ähnliche Krankheiten« zu erzeugen und so Heilmittel zu finden. Dafür musste oft seine inzwischen achtköpfige Familie herhalten. Hahnemann tat etwas, das man so in der Medizin bisher nicht kannte: Er experimentierte. So fand er nach und nach mehr Heilmittel, die er bei Kranken einsetzte. Ganz streng seinem Grundsatz verordnete er immer nur ein Heilmittel – und wehe einer seiner Schüler setzte zwei oder mehr homöopathische Mittel gleichzeitig ein!

Ein Selbstversuch mit der Rinde des Chinarindenbaums gab den Startschuss.

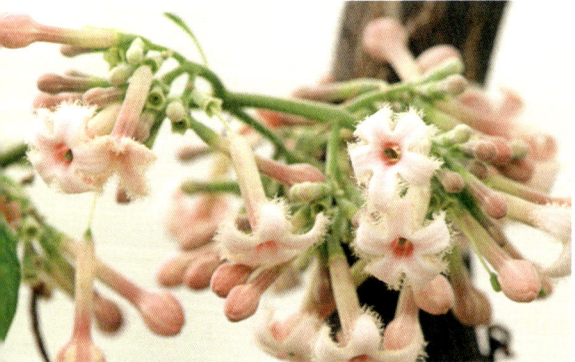

Im Lauf seiner Versuche stellte Hahnemann fest, dass bei chronischen Krankheiten nicht einfach immer das gleiche Mittel eingesetzt werden durfte. Für jeden Kranken müsse das spezifische Mittel gefunden werden. In seiner Praxis legte er größten Wert auf die ausführliche Anamnese, die Aufnahme der Krankengeschichte. Er wollte von allen Beschwerden und Auffälligkeiten des Patienten erfahren, um das richtige Mittel zu finden. Die schulmedizinische Diagnose, die Bezeichnung der Krankheit, war für ihn wertlos, wichtig waren die Eigentümlichkeiten des Erkrankten und die begleitenden Umstände der Erkrankung. Mit ihrer Kenntnis konnte er das Simile (das den Beschwerden möglichst ähnliche Mittel) finden: »Nach Auffindung aller vorhandenen bemerkbaren Zeichen der Krankheiten hat der Arzt die Krankheit selbst gefunden, hat er den völligen zu ihrer Heilung notwendigen Begriff … Die Genugtuung, die ich von diesem Verfahren habe, würde ich mit keinem der gerühmtesten Erdengüter vertauschen.« Hahnemann vertrat die Ansicht, dass immer nur eine Krankheit vorhanden sein kann. Bei der Mittelwahl berücksichtigte er auch Beschwerden, die durch schulmedizinische Behandlung verdrängt oder erzeugt wurden. Ein Beispiel: Da Hautausschläge eine Ausscheidungsmaßnahme des Körpers seien, würde die äußerliche Behandlung lediglich die Krankheit ins Körperinnere verschieben.

# Verbreitung und Weiterentwicklung der Homöopathie

Im Jahr 1810 wurde Hahnemanns Hauptwerk »Organon der Heilkunst«in Dresden gedruckt. Darin beschrieb er seine Beobachtungen, gab Anweisungen zur Anamnese und Behandlung. Das »Organon« (vom griechischen Wort für »Werkzeug«) wird als Bibel der Homöopathie bezeichnet, es enthält alle ihre Regeln in 271 Paragraphen. Der Paragraph Nr. 1 beschreibt den übergeordneten Grundgedanken der Behandlungsmethode: »Der Arzt hat kein höheres Ziel, als kranke Menschen gesund zu machen, was man heilen nennt.«

## Ein Meilenstein: die Potenzierung

Hahnemanns Arzneimittelversuche waren inzwischen ausgereift und sahen so aus, dass mehrere Menschen zur gleichen Zeit eine bestimmte Substanz einnahmen. Die Symptome, die danach am häufigsten auftraten, nahm er in seine Arzneibeschreibungen (Mittelbilder) auf: »Für die Mittelwahl sind die sonderlichsten und die am öftesten erzeugten Symptome die vorzüglichsten«. Bei manchen Patienten verschlimmerten sich die Beschwerden nach der Einnahme des Mittels. Dies betrachtete Hahnemann als vorübergehende Erstwirkung.

Um 1817 machte er die Entdeckung, dass er mineralische Materialien durch Verreiben feiner aufschließen und sie in einem Alkohol-Wasser-Gemisch auflösen konnte. Folglich verdünnte er seine Mittel im Verhältnis 1:100 weiter, um die Symptome der Erstwirkung zu verringern oder ganz zu vermeiden. Dabei machte er die bahnbrechende Entdeckung, die zur uns heute bekannten Homöopathie führte: Die Wirksamkeit der Arzneien nahm nicht ab, sondern zu, je weiter er verdünnte und verschüttelte! Er führte den Begriff »Potenz« für eine Verdünnungsstufe ein (von lat. potentia = Kraft). Das war sensationell, einzigartig, und so war es nur folgerichtig, dass es von der Wissenschaft heftig umstritten wurde.

## INFO

### »NEUE« KRANKHEITEN

Im Herbst 1813, zur Zeit Napoleons und der Völkerschlacht bei Leipzig, hinterließen die abziehenden Soldaten den Menschen viele Krankheiten wie Typhus und Fleckfieber. Auch hier half Hahnemann mit seiner Homöopathie, die sich nun immer mehr unter den Ärzten verbreitete. Dennoch hatte er einen schweren Stand unter seinen Kollegen. Es würde Hahnemann besser ergehen, schrieb ein zeitgenössischer Beobachter, wenn er sich weniger vom Oppositionsgeist in der Medizin beherrschen ließe.

**GEGEN ALLE WIDERSTÄNDE**

Das »Organon der Heilkunst« fand auf dem Buchmarkt keinen großen Anklang, ebenso Hahnemanns Ausbildungsangebot in seinem neu gegründeten Leipziger Institut. So übernahm er schließlich einen Lehrstuhl an der Universität in Leipzig. Wegen seiner Kritik an der vorherrschenden Medizin blieben nach und nach die Studenten aus, nur eine kleine Gruppe blieb ihm treu, von den Kommilitonen kritisiert und belächelt. Ein Student erhielt seine Doktorwürde nicht, weil er sich zur Homöopathie bekannte.

## Hochpotenzen und neue Mittel

Hahnemann ging mehr und mehr dazu über, höhere Potenzen, also stärker verdünnte Substanzen zu verordnen. Er legte sich anfangs auf die billionste bis sextrillionste Verdünnung (C12, C15) fest, später ging er zur C30 über. Schließlich ließ er die Patienten an einer C30-Potenz nur noch riechen: Er stellte fest, dass schon dieser feine Impuls den Organismus zur Selbstheilung anregte. Dies übernahmen Ärzte wie Sanitätsrat Dr. Arthur Lutze und Dr. Constantin Hering. Beide zählen zu den erfolgreichsten homöopathischen Ärzten der Geschichte,

von Dr. Lutze ist dokumentiert, dass er weit über eine Million Patienten behandelte.

In familiärem Kreis trafen sich bei Hahnemann an den Abenden seine Studenten zur Prüfung von weiteren Arzneimitteln mit unverdünnten Substanzen. Sie mussten alle Beobachtungen aufzeichnen und während der Prüfung alle Gewürze, Kaffee, Tee und Alkohol meiden, da Hahnemann diese Dinge als arzneilich wirksam und deshalb die Symptome verfälschend ansah.

Schon früh legte Hahnemann übrigens fest, dass es bei ihm keine Tierversuche geben werde – ein Vorgehen in der Medizin, das er vehement anprangerte.

### ENTDECKUNG DER POLYCHRESTE

In diesen Jahren entdeckte Hahnemann, dass manche Mittel sich durch einen besonders großen Wirkungsbereich auszeichneten. Er nannte sie Polychreste (griech., etwa »zu vielem nützlich«). Erstmals beobachtete er dies an Nux vomica, dem homöopathischen Mittel aus der Brechnuss, später folgte Pulsatilla (Küchenschelle). Hahnemann fand heraus, dass manche der Polychreste besonders gut zu bestimmten Menschentypen passen, dies sind die heute als Konstitutionsmittel bekannten. Dabei waren nicht alle Auffälligkeiten eines Kranken gleichrangig wichtig: Die besonders auffallenden, sonderlichen, ungewöhnlichen und charakteristischen Zeichen und Symptome führten zum richtigen Mittel.

## Forschung und Vertiefung

Hahnemann zeigte sich allem Neuen gegenüber aufgeschlossen, vor allem anderen Therapien, die mit subtilen Reizen arbeiteten. So begeisterte er sich beispielsweise für den animalischen Magnetismus (später nach dessen Entdecker Franz Mesmer Mesmerismus genannt) und stellte eigene Versuche über die Wirksamkeit an. Er erwähnte den Magnetismus auch, als er in den folgenden Jahren sein Organon ausarbeitete und es mit weiteren Paragraphen ergänzte. Sein Leitspruch, den er auch ins Organon übertrug, lautete »aude sapere«, was so viel bedeutet wie »Wage deinen Verstand zu gebrauchen«. Er beschrieb auch die Grenzen seiner Therapie. So wirken Homöopathika nicht, wenn ein Organ durch schulmedizinische Behandlung bereits zu sehr zerstört ist. Als Einnahmeregel legte er außerdem klar fest, dass keine zweite Dosis gegeben werden dürfe, bevor die Wirkung der ersten erschöpft ist, wenn also keine weitere Besserung mehr eintritt.

Er setzte sich zunehmend kritisch mit der Schulmedizin auseinander, wetterte beispielsweise gegen Impfungen, die den Körper zu sehr belasteten. Um seine Homöopathie davon abgrenzen zu können, führte er den Begriff Allopathie für die Schulmedizin ein (von griech. allos = anders und pathos = Leiden). Die Mittel dieser Medizin sind also dem Leiden entgegengesetzt, nicht dem Leiden ähnlich wie in der Homöopathie.

### KOMBINATION VON ZWEI MITTELN

Clemens von Bönninghausen, Hahnemanns Freund und treuester Schüler, sagte ihm eines Tages, dass er gelegentlich zwei Mittel auf einmal gab. Hahnemann zeigte sich aufgeschlossen und fügte einen Paragraphen im »Organon« ein, dass dies statthaft sei. Er gab dem Arzt Arthur Lutze, der in Köthen praktizierte wie später auch Hahnemann, eine handschriftliche Notiz und bat ihn, in der Neuauflage diesen Paragraphen mit den Doppelmitteln aufzunehmen. Dr. Lutze, der in Köthen eine große homöopathische Klinik leitete, erfüllte den Wunsch und gab das »Organon« mit den Anweisungen des Verfassers neu heraus (7. Auflage). Die weltweite Reaktion darauf war für Lutze vernichtend: Er wurde der Lüge und des Betrugs bezichtigt, man warf ihm vor, eigenständig die Therapie des Meisters verändert zu haben. Die nach Hahnemanns Tod gedruckten Bücher erscheinen bis heute ohne jenen Paragraphen, also im Wortlaut der sechsten Auflage. Entsprechend sind in der klassischen Homöopathie Doppelmittel verpönt.

> ## Macht es nach, aber macht es genau nach.
>
> SAMUEL HAHNEMANN, 1871

## Aufschwung in Köthen

Nach zwölf Jahren verließ Hahnemann Leipzig. Er war unzufrieden mit der Verbreitung seiner Lehre, zudem war eine Feindschaft zwischen Ärzten und Apothekern bezüglich der Mittelherstellung entbrannt, an der Hahnemann nicht unbeteiligt war. 1821, als 66-Jähriger, siedelte er mit elf Planwagen nach Köthen über. Dort wurde er herzoglicher Leibarzt und erhielt das Recht, Arzneien selbst herzustellen. Das Städtchen erfuhr dadurch eine besondere Belebung, denn es kamen Patienten von weit her. Hahnemann bewohnte ein kleines Haus mit einem noch kleineren Garten, und sein ganzer Stolz war die Gartenlaube, in der oft arbeitete und auch Besucher empfing.

## INFO

### MIT KÄPPI UND MORGENROCK

Hahnemanns Praxis hatte kein Wartezimmer. In einer Ecke des einzigen Raumes zog sich er sich mit einem Patienten zurück, befragte ihn und händigte ihm anschließend die Arznei aus. Alle Beschwerden notierte er in seinem Krankenbuch. Statt im Arztkittel sah man ihn stets in Morgenrock und Käppi. Pfeife und Dünnbier fehlten nie bei seinen Sprechstunden am Vormittag und frühen Nachmittag.

In Köthen stellte Hahnemann sein umfangreiches Werk »Chronische Krankheiten« endlich fertig. Im Laufe der Zeit war ihm aufgefallen, dass chronische Beschwerden mit dem Simile oft nicht zu heilen waren. Nach und nach kam er zu der Meinung, dass »fortschwelende Miasmen« die Ursache seien, die von einem, wenn auch richtig ausgewählten, Simile nicht erfasst würden. Den Begriff »Miasma« kann man als »Ansteckung« übersetzen, schwerwiegende Infekte erzeugten also nach Hahnemanns Auffassung eine Heilblockade. Als Miasmen beschrieb er die Syphilis (Lues), die Sykosis (Feigwarzenkrankheit – Erscheinungsbild des Trippers, Gonorrhoe) und die Psora (Krätze). Letztere nannte er, ob ungeheilt oder durch die schulmedizinische Behandlung zurückgedrängt, die Ursache zahlreicher chronischer Krankheiten und schrieb: »Die Psora ist die Mutter aller chronischen Krankheiten«.

Nach Entdeckung der »drei Grundübel« schien Hahnemann nun endlich auch den Krankheiten, die sich in der Homöopathie als resistent zeigten, einen Schritt näher gekommen zu sein. Erhielt er Hinweise, dass es bei seinen Patienten oder Vorfahren eine dieser Krankheiten gegeben hatte, verordnete er spezielle Mittel, die auf diese Blockade einwirkten. Die Syphilis behandelte er mit Mercurius, die Sykosis mit Thuja und die Psora mit Sulfur (Letzteres entgegen seinem sonstigen Vorgehen mehrmals täglich).

# DIE POTENZIERUNG

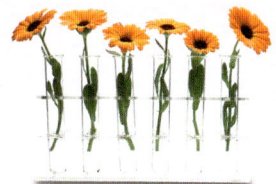

Den Begriff »Potenzieren« wählte Hahnemann für das Herstellungsverfahren, weil die Arznei mit jedem Verdünnungsschritt an Kraft gewinnt.

Der Ausgangsstoff wird flüssig verdünnt und verschüttelt oder mit Milchzucker verrieben. Beispielsweise wird die pulverförmige Ursubstanz Calcium carbonicum (Kalziumkarbonat aus der Schale von Austern) verrieben. Die Verreibung erfolgt in Zehnerschritten. Deshalb wird die gewonnene Verreibung als Dezimalpotenz bezeichnet und mit einem »D« gekennzeichnet. Eine D6 ist eine Verdünnung der Ursubstanz mit Milchzucker im Verhältnis von 1:1.000.000, eine D12 im Verhältnis 1:1.000.000.000.000. Bei der flüssigen Potenzierung in Hunderterschritten (C-Potenzen) wird ein Tropfen der Urtinktur mit 99 Tropfen verdünntem Alkohol rhythmisch verschüttelt. So entsteht die C1 (erste Centisemale). Die C30, eine Hochpotenz, ist die dezillionte Verdünnung. Unlösliche Substanzen werden bis C3 verrieben, dann weiter bis C30 potenziert. Im Lauf der Zeit ging Hahnemann bis zur C100 und dann noch weiter in der Potenzierung nach oben. Später sprach er von noch höheren Potenzen (X in Zehntausender-, L in Fünfzigtausenderschritten und so weiter). Er legte auch dar, dass seine Fläschchen bis 20 Jahre ihre Wirksamkeit behalten würden.

Während Hahnemann nur mit C-Potenzen arbeitete, wurden die heute meist verordneten D-Potenzen 1836 erstmals von Dr. Vehsemeier vorgeschlagen, eingeführt hat sie letztlich der amerikanische Homöopath Dr. Constantin Hering. Vergleicht man eine D- und eine C-Potenz miteinander, muss man die Zehner- oder Hunderterverdünnung und den Arzneianteil beachten. So entsprechen eine C3 einer D6, eine C6 einer D12, eine C30 einer D60 ...
Später zog Hahnemann die Herstellung von Streukügelchen aus Zucker (Globuli) vor. Dabei werden die Globuli mit der flüssigen Verdünnung besprüht. Dies ist die noch heute beliebteste Form der Einnahme.

## HOHE UND NIEDRIGE POTENZEN

Prof. Mathias Dorcsi (1923 – 2001), der Begründer der »Wiener Schule«, spricht von zwei Formen der homöopathischen Therapie: Bei der personotropen (auf die Person abgestimmten) Anwendungsform, meist bei chronischen Beschwerden, arbeitet man mit höheren Potenzen, bei der organotropen (auf ein Organ abgestimmten) Form mit niedrigen.

## Die Homöopathie wird populär

Zum 50. Arzt-Jubiläum von Hahnemann wurde der »Centralverein homöopathischer Ärzte« gegründet. Die Arzneimittelprüfungen ließ Hahnemann inzwischen mit potenzierten Mitteln durchführen, wie er sie auch in der Behandlung einsetzte. Im »Organon« gab er nun auch diätetische Hinweise und empfahl Hygienemaßnahmen.

Inzwischen war aus Asien die Cholera nach Deutschland eingeschleppt worden, viele Menschen starben. Hahnemann verfasste eine Schrift dazu, wobei er hauptsächlich Kampfer als Heilmittel empfahl. Er vermutete, dass »feine, unsichtbare lebende Wesen« die Erkrankung auslösten – ein unerhörter Gedanke, da man vor den beiden späteren Koryphäen auf diesem Gebiet, Prof. Rudolf Virchow und Prof. Max von Pettenkofer, von Bakterien noch nichts wusste. Hahnemann empfahl – aus heutiger Sicht genau richtig – die Isolierung der Kranken und das Erhitzen benutzter Kleidung und Wäsche im Backofen. Durch die Erfolge seiner Maßnahmen stieg auch das Ansehen der Homöopathie. Viele Ärzte stellten sich nun die Frage, ob das Heilverfahren nicht doch eine Bereicherung für die Medizin sein könnte.

## Neue Heirat, neuer Einfluss

Im Jahre 1835 heiratete Hahnemann zum zweiten Mal, nachdem seine Frau gestorben war. Mélanie war Französin und als junge Patientin zu ihm nach Köthen gekommen.

Bald überzeugte sie ihn, dass er mit ihr nach Paris umziehen und dort praktizieren sollte. Hahnemann siedelte also im hohen Alter, am 14. Juni 1835, erneut um. Seine Familie und Anhänger protestierten vehement, auch weil Mélanie immer seltener Verwandte, Freunde und Bekannte zu ihm vorließ. Sie arbeitete mit Begeisterung in seiner Praxis mit und behandelte viele Patienten selbst.

### LM-POTENZEN – EINE NEUE ÄRA

Vermutlich führte Mélanie Hahnemann die Fünfzigtausender-Potenz (LM-Potenzen) ein. Es traten Heilwirkungen auf, die man nicht für möglich gehalten hatte. Die Gegner der Homöopathie kochten vor Wut, nannten die Mittel »Nichtse«. Später verabreichte Mélanie mit Erfolg sogar zehnte LM-Potenzen. Dr. Constantin Hering, damals der bekannteste Homöopath in Amerika, erfuhr von den Potenzen und prüfte sie in seiner Praxis. Er schrieb darüber: »Die milde Macht ist groß.« Bei den LM-Potenzen, die auch heute noch eingesetzt werden, gab es keinerlei Erstverschlimmerungen.

Seit dem Umzug nach Paris sagten sich viele deutsche Anhänger von Hahnemann los. Der einzige, der ihn besuchte (und den seine Frau zu ihm ließ), war sein Schüler Clemens von Bönninghausen. Er widmete sich aus Leidenschaft und wegen seiner Krankheiten der Homöopathie und war darin so gut, dass eine Universität ihm den Doktortitel mit ärztlicher Approbation verlieh.

## Hahnemanns Nachlass

Auf Bestreben von Mélanie Hahnemann adoptierte das Ehepaar ein Mädchen, das Mélanie später mit dem Sohn Clemens von Bönninghausens in Westfalen vermählte. So ging Hahnemanns Nachlass nach Darup (Westfalen), einschließlich der sechsten Auflage des Organons, deren Herausgabe Mélanie lang verweigert hatte. Erst 1920 konnte ihn der jetzt noch titulierte Herausgeber Richard Haehl aus Amerika erwerben.

Im Jahr 1843 starb Hahnemann. Seine Frau erhielt von einer amerikanischen Universität auf Empfehlung von Dr. Hering den Doktorgrad und praktizierte weiter, bis ihr 1846 die Regierung dies untersagte. Mélanie hielt den Tod ihres Mannes lange geheim und ließ ihn auf einfachste Weise bestatten. 1898 wurde das Grab auf Drängen der amerikanischen Anhänger auf den Prominentenfriedhof Père Lachaise in Paris verlegt. 1900 ließ man ein Grabmal errichten, das noch heute steht.

### WIE ES WEITERGING

Wenige Apotheken stellten zu Hahnemanns Lebzeiten die Mittel exakt nach seinen Anweisungen her, dazu zählten zwei Apotheken in Leipzig. Dr. Wilmar Schwabe schuf in Leipzig 1872 die erste »Pharmakopöe Homoeopathica«, heute noch das offizielle Homöopathische Arzneibuch (HAB). Ab 1866 baute er einen Großbetrieb auf, der heute von seinen Nachkommen weitergeführt wird. Die Großunternehmen Schwabe und Madaus übertrugen schließlich der Deutschen Homöopathie Union (DHU) in Dortmund die Herstellung der Mittel. Am schnellsten verbreitete sich die Homöopathie in Indien.

In Stuttgart wurde 1915 das vom Namensgeber gestiftete Robert-Bosch-Krankenhaus gegründet, das von Beginn an homöopathisch arbeitete. Bedeutend wurde dessen Chefarzt Dr. Julius Mezger, der die Arzneimittelbilder von etwa 25 bis dahin nicht eingesetzten Stoffen erforschte und ein Standardwerk der Homöopathie schrieb, die »Gesichtete homöopathische Arzneimittellehre« in zwei Bänden, erschienen 1949.

> Als Musiker kann ich nicht anders, als an die Homöopathie zu glauben, da der Geigenspieler weiß, wie sein gesamter Ausdruck von der winzigsten, subtilsten, unendlich kleinen und feinen Tonveränderung abhängt.
>
> YEHUDI MENUHIN

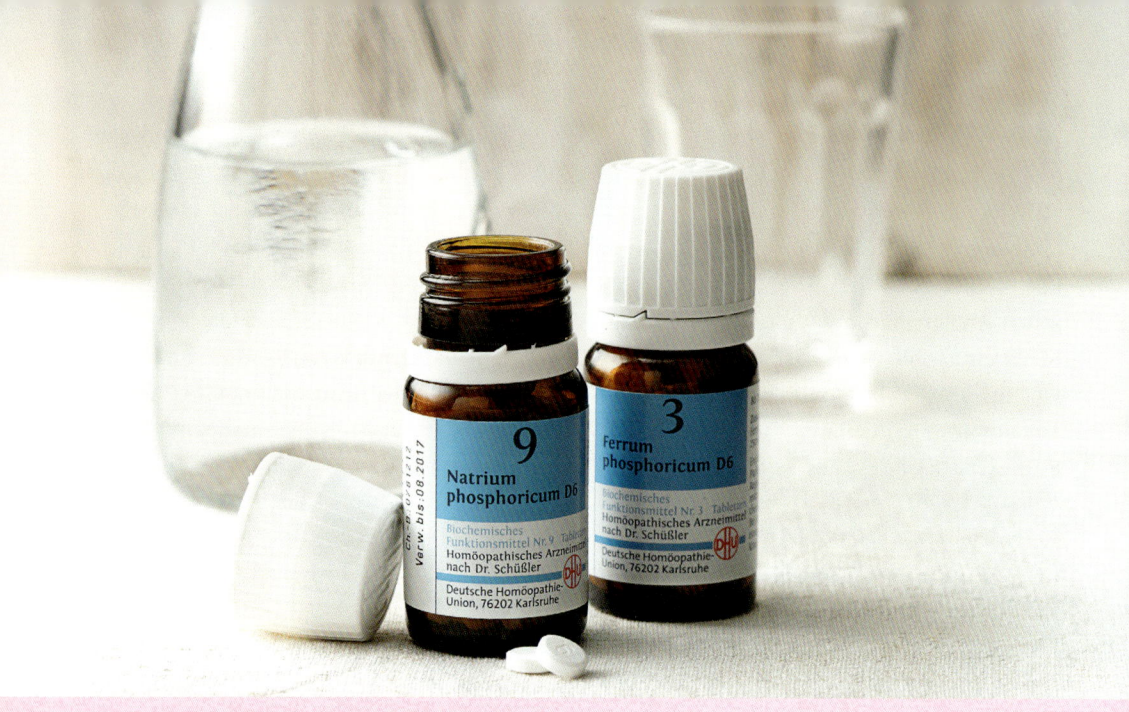

# SCHÜSSLER-SALZE: MINERALIEN FÜR EINEN GESUNDEN ORGANISMUS

Mit den Schüßler-Salzen möchte ich Ihnen das dritte große Heilverfahren der Naturheilkunde vorstellen. Dabei handelt es sich um feinstaufgeschlossene Mineralsalze, die alle auch natürlicherweise in unserem Körper vorhanden sind. Sie beeinflussen zahlreiche Körperfunktionen wie Stoffwechsel, Verdauung, Durchblutung und Sauerstoffaufnahme. Dr. med. Heinrich Wilhelm Schüßler (1821 – 1898) wählte daher den Begriff »Biochemie« (griech. bios = Leben und chimia = Wissenschaft der Elemente) für sein Heilverfahren. Dessen subtile Wirkung entfaltet sich im Bereich jeder einzelnen Organzelle. Schüßler ging davon aus, dass krankhafte Reize, etwa eine Verletzung oder Stress, den Mineralstoffwechsel der Zelle ins Wanken bringen, was langfristig zu Krankheiten führt. Mit seinen Salzen lässt sich das Mineralstoffgefüge ausgleichen.

## Dr. Schüßler: auf der Suche nach einer Volksheilkunde

Wilhelm Heinrich Schüßler kam am 21. August 1821 in Bad Zwischenahn im norddeutschen Ammerland zur Welt, sein Vater war Steuereinnehmer. Über Schüßlers Leben ist weitaus weniger bekannt als über das Leben von Samuel Hahnemann und Edward Bach. Schüßler hat ohnehin seine Person nie in den Vordergrund gestellt und seine Zeit der Behandlung kranker Menschen gewidmet und geforscht.

Bekannt ist, dass er ein hochbegabter Schüler war und es bis zur Universität schaffte. Das Studium musste er allerdings bald aufgeben, da er den Lebensunterhalt der Familie bestreiten musste. Sein Vater hatte als Steuereinnehmer in die eigene Tasche gewirtschaftet und kam ins Gefängnis. Wilhelm Heinrich Schüßler war ein Sprachgenie, beherrschte sechs Fremdsprachen einschließlich Sanskrit fließend. So konnte er die Familie mit Nachhilfeunterricht über Wasser halten. Später nahm er eine Stelle als Ratsschreiber der Stadt Oldenburg an.

Mit 31 Jahren entschloss er sich, nun endlich zu studieren, und nahm sein Medizinstudium in Paris auf. Später wechselte er an die Hochschule in Berlin und besuchte die Vorlesungen des berühmten Professors Rudolf Virchow (1821 – 1902). Diese beeindruckten den Studenten tief, und sie waren quasi der Ursprung der Schüßler-Salze.

Am 1. März 1855 promovierte Schüßler an der Gießener Universität zum Doktor der Medizin. Anschließend studierte er in Prag weiter, wo er unter anderem Vorlesungen über Homöopathie besuchte. Schließlich ließ er sich in Oldenburg als Homöopath, Allgemeinarzt und Geburtshelfer nieder. Damit war er der erste Arzt im Großherzogtum Oldenburg, der die Homöopathie ausübte, und wurde durch seine vielen Heilerfolge weithin bekannt. Seine Arztkollegen beobachteten ihn neidvoll mit Argusaugen. Einige lehnten gar die Behandlung ihrer Patienten ab, wenn ihnen zu Ohren gekommen war, dass sie auch Dr. Schüßler aufsuchten. Der war ein quirliger Zeitgenosse, stets auf der Suche nach wahrer Hilfe für die erkrankten Menschen.

## INFO

### IMMER OFFEN FÜR NEUES

Auch privat war Schüßler allem Neuen aufgeschlossen. Als er hörte, dass man in den Vereinigten Staaten eine neuartige, elektrische Zahnbürste auf den Markt gebracht hatte, schrieb er sofort an seinen Freund und Apotheker Anton Markgraf in Leipzig: »Ich wünsche durch gütige Vermittlung eine elektrische Zahnbürste, nebst dem dazugehörigen Zahnelixier«.

## Ein scharfzüngiger Paradiesvogel

Die Spaziergänger an der Oldenburger Hunte tuschelten über die auffällige Erscheinung, die ihnen da begegnete: Ein Herr im kanariengelben Gehrock, dazu passende Handschuhe, ein Hut und ein Regenschirm, den er wie ein Gewehr über der Schulter trug. So war der bekannte, geachtete Arzt Dr. Schüßler nicht nur bei seinen Spaziergängen unterwegs, sondern auch wenn er am Wochenende seine Hausbesuche machte. Während der Konsultationen zog er stets an seiner langen Pfeife und wandelte damit auf den Spuren Hahnemanns – seinen Patienten hingegen verbat er strikt das Rauchen. Schüßler nahm kein Blatt vor den Mund. Einer Frau, die in Trauer gekleidet die Praxis betrat, sagte er wirsch: »Wenn Sie Ihren Turban nicht abnehmen, kann ich Sie nicht behandeln«. Ein Patient fragte, ob er neben den Schüßler-Salzen seine Kräutertees trinken dürfe. Dr. Schüßler antwortete: »Das ist so, als ob Sie Ihre teure Marmortischplatte mit schwarzem Teer einpinseln!« Eine dritte Patientin klagte: »Immer wenn ich mein Knie anfasse, schmerzt es.« Schüßlers Rat: »Dann fassen Sie Ihr Knie nicht mehr an!«

## Kritik an Hahnemanns Organon

Als homöopathischer Arzt kannte Schüßler natürlich die Richtlinien aus Hahnemanns »Organon«, dem Standardwerk der Homöopathie, sowie die geltenden Arzneimittelprüfungen und -beschreibungen. Er suchte jedoch nach einem eigenen logischen System. Als er im Herbst 1862 auf das Buch von Dr. Eduard von Grauvogl stieß, der sich mit den Konstitutionen des Menschen auseinandersetzte, schien er einen Schritt weitergekommen zu sein. Von Grauvogls Bücher über Homöopathie und Physiologie faszinierten ihn. Vieles davon ist später in Schüßlers Biochemische Therapie, wie wir sie noch heute kennen, eingeflossen. Schüßler war so von der von Grauvogl'schen Konstitutionstheorie fasziniert, dass er zunehmend von der reinen Hahnemann'schen Lehre abkam.

### SCHÜSSLER, DER FORSCHER

Schüßler war sehr mit der Frage beschäftigt, welche Substanzen bei einem Mangel Krankheit bewirkten. Er stellte die Theorie auf, dass beispielsweise eine Gehirnerkrankung aufgrund eines Mangels an gesundem Hirngewebe entstehe. Also ließ er Hirnzellen von Tieren aufbereiten und verabreichte sie als minimale Dosis – mit Erfolg. Im Prinzip war das der Beginn der homöopathischen Zell- und Organtherapie, die heute noch von Ärzten und Heilpraktikern praktiziert wird. Doch Schüßler musste sich zunächst dagegen wehren, dass seine Therapie der 1830 von Dr. Hering begründeten homöopathischen Nosodentherapie zugeordnet wurde, die Zubereitungen aus Krankheitsprodukten, etwa kranken Geweben, Erregern oder Giftstoffen verwendet. Schüßler stellte fest, dass gesunde, homöopathisch aufbereitete Organsubstanzen als Nutritionsstoffe (Nährstoffe) ähnlich wie die homöopathisch aufbereiteten Substanzen Phosphor und Silicea wirken. Krankheiten, die durch Mangel an Nährstoffen entstanden sind, so Schüßler, müssten auch mit diesen Stoffen behandelt werden. Erst später kam er auf pflanzliche und mineralische Heilmittel zurück, da er entdeckte, dass sie ebenfalls diesen Nähreffekt für die Zellen erfüllen.

## ZWEI GEHEIMTIPPS

Schnell kam Schüßler darauf, dass für seine Zwecke niedriger verdünnte Mittel, also niedrigere Potenzen, wirksamer waren als hoch verdünnte. Streng im Sinne von Eduard von Grauvogl wandte er bei vielen Beschwerden zwei Mittel an, die selten ihren Dienst versagten: Natrium sulfuricum D6 (Glaubersalz) und Thuja D10 (Lebensbaum). Von Grauvogl schrieb, dass diese Mittel in den meisten Fällen von akuten und chronischen Beschwerden helfen. Mit den beiden Heilmitteln (zusammen oder einzeln gegeben) hatte Schüßler unter anderem Erfolg bei Drüsenkrankheiten, Polypen, Asthma, Schwerhörigkeit, Tubenkatarrh sowie Haut- und Augenkrankheiten. Voraussetzung für den Heilerfolg der beiden Mittel war, dass von Grauvogls Richtlinien, die Nebensymptome müssten zur hydrogenoiden Konstitution passen, durch die Beschwerden des Patienten erfüllt wurden. Die hydrogenoide Körperkonstitution (mit Störungen

im Wasserhaushalt) nach von Grauvogl ist unter anderem durch Folgendes gekennzeichnet: Die Beschwerden verschlimmern sich durch kühlende Speisen und Getränke wie saure Milch, hart gekochte Eier und Gurken, durch Aufenthalt am Wasser, vor allem an stehenden Gewässern, durch Bäder und Badekuren. Auffällig ist ebenso, dass die Symptome immer wieder anfallsweise auftreten und dass Elektrizität und elektrische Störungen sie verschlimmern können, vor allem bei Nervenleiden. Dr. Schüßler lehnte sich in der späteren Beschreibung seiner Funktionsmittel an diese und andere Erkenntnisse von Grauvogls an, zum Beispiel bei dem Schüßler-Salz Nr. 10, Natrium sulfuricum, das die Beziehung zum Wasser widerspiegelt.

## ABKEHR VOM VORBILD

Trotz aller Sympathie kam es bald zu Meinungsverschiedenheiten. Sie gipfelten darin,

Das Mittel Thuja aus dem Lebensbaum war einer von Schüßlers Geheimtipps.

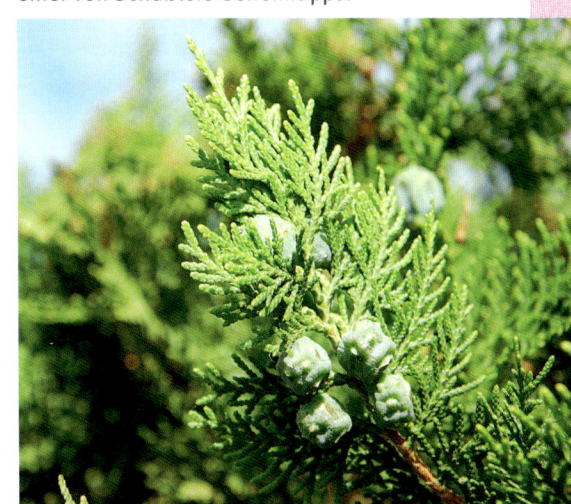

dass Schüßler von Grauvogl einen Schafs-kopf nannte, weil der die Tätigkeit von ho-möopathischen Laienbehandlern ablehnte. Zudem äußerte sich von Grauvogl kritisch über Schüßlers Funktionsmittel – damit war es mit Schüßlers Bewunderung für den gro-ßen Homöopathen endgültig vorbei. Schüßler schreibt später, am 17. Juli 1876, in einem Brief: »Dem Dr. v. Grauvogl juckt wie-der einmal das Fell; er ärgert sich, dass sein Werk, welches vor zehn Jahren erschienen ist, noch nicht in 2. Auflage erscheinen kann.« Schüßlers Werk »Eine abgekürzte Therapie« war innerhalb weniger Jahre in mehrere Sprachen übersetzt worden – in deutscher Sprache war bereits zu dieser Zeit die dritte Auflage gedruckt worden.

## Der entscheidende Impuls: Moleschotts Mineralstoffe

Schüßler beschäftigte sich weiter mit den Konstitutionen und den Mineralstoffen. Er wollte eine in sich logische und überschau-bare Methode finden. Vor allem sollten seine Heilmittel, im Gegensatz zur Homöopathie, fest begrenzte Heilanzeigen (Wirkungsberei-che) haben. Er schrieb: »Therapien, welche so lockere Grenzen haben, dass sie zu jeder Zeit neue Arzneimittel aufnehmen, können nicht diejenige Sicherheit gewähren, welche zum Nutzen der Kranken notwendig sind«. Zu Beginn der 1870er-Jahre stieß Schüßler auf die Forschungsergebnisse des niederlän-dischen Physiologieprofessors Jacob Mole-

schott (1822 – 1893). Dieser hatte entdeckt, dass an Betriebs- und Bauprozessen im Kör-per Mineralstoffe beteiligt sind. Besonders fasziniert hat Schüßler folgende Feststellung: »Die Stoffe, die bei der Verbrennung zurückbleiben, die sogenannten Aschebe-standteile, gehören zu der inneren Zusam-mensetzung und damit zu der formgeben-den und artbedingten Grundlage der Gewebe. Ohne leimgebende Grundlage kein wahrer Knochen, ebenso wenig ein wahrer Knochen ohne Knorpelsalz oder Blut ohne Eisen, Speichel ohne Chlor-Kalium.« Diese Aussage, schreibt Schüßler später, habe ihn veranlasst, seine biochemische Therapie zu begründen. Darin kommen nur Mittel zur Anwendung, die den im Blut und in den Geweben enthaltenen homogenen, anorganischen Stoffen entsprechen, wie etwa Kieselsäure oder Kalziumsalze.

### MINERALSTOFFE FÜR DIE ZELLEN

Schüßler überlegte nun: Wenn Virchows Forschungen über die Zelle richtig sind, dann entscheiden sich Krankheit und Ge-sundheit dort. Verknüpft mit Moleschotts Erkenntnissen über die Mineralstoffe in Ge-weben und Zellen liegt nahe: Man müsste einen Mangel direkt in der Zelle beheben, indem man die Mineralsalze so aufschließt, dass sie die Zellmembran passieren können. Schüßler sah als Ursache für solch einen Mangel krankhafte Reize an: »Wenn ein pa-thogener Reiz eine Zelle berührt, so wird ihre Funktion davon anfangs verstärkt, weil sie sich bemüht, den Reiz abzustoßen. Verliert sie infolge dieser Tätigkeit einen Teil ihrer mineralischen Funktionsmittel, so ist sie pathogen verändert.« Ein schädigender Einfluss führt also zur Störung des Mineralstoffhaushalts in der Zelle und in der Folge zu Funktionsstörungen von Organen und Geweben. Die Störung kann mit der Gabe von gleichen Stoffen behoben werden, sofern der Organismus nicht in der Lage ist, durch eigenes Heilbestreben die Störung zu beseitigen. Es handelt sich also nicht um eine Substitution fehlender Mineralstoffe, sondern die Salze geben dem Körper Impulse zur Selbstheilung.

## ERSTE ANWENDUNGEN

Da Schüßler aus der Homöopathie kam und nur deren Verfahren kannte, ließ er vom Apotheker in Leipzig die Salze gemäß den homöopathischen Mitteln verreiben und somit in feinste Partikel aufschließen: »Alle in Wasser unlöslichen Stoffe müssen bis auf mindestens die sechste Stufe der dezimalen Verdünnungs-Skala gebracht werden; die in Wasser löslichen können auch in niedrigeren Verdünnungen durch die Epithelzellen treten.« (Epithel = Mundschleimhaut.) Nun gab Schüßler versuchsweise seinen chronisch kranken Patienten die potenzierten Mineralsalze. Und sie wurden beschwerdefrei! Damit war der Grundstein für eine neue Behandlungsmethode gelegt.

## 12 SALZE FÜR ALLE KRANKHEITEN

Im Laufe der folgenden Jahre erforschte Schüßler die Wirkung der Mineralstoffe, die Moleschott im menschlichen Körper hatte nachweisen können. So kam er auf zwölf lebenswichtige Mineralsalze. Er kam zu dem Schluss, »dass mit meiner biochemischen Heilweise alle Krankheiten geheilt werden können, die heilbar sind«.
Schüßlers Heilverfahren gründete also nicht auf dem Ähnlichkeitsprinzip der Homöopathie, sondern auf den physiologisch-chemischen Vorgängen im Organismus.

## INFO

### SCHÜSSLERS GRÖSSTER ERFOLG

Als in Oldenburg eine Diphtherie-Epidemie ausbrach, starben viele Menschen, vor allem Kinder. Schüßler behandelte nun vorwiegend mit seinem Salz Nr. 4, Kalium chloratum, und hatte überragende Erfolge, soll über 1000 Kinder geheilt haben. Ein Kind starb, weil es zu spät in seine Behandlung kam. Daraus drehten die Ärztekollegen ihm einen Strick, klagten ihn wegen fahrlässiger Tötung und unseriöser Behandlung an. Das Gericht überzeugten aber Schüßlers Erfolge und sein Wille zu helfen. Er wurde freigesprochen.

Schüßlers Salze sollen im Gegensatz zur eher indirekt wirkenden Homöopathie ein Ungleichgewicht direkt in der Zelle ausgleichen: »Die Biochemie bezweckt die Korrektion der von der Norm abgewichenen physiologischen Chemie.« Damit machte er sich nicht nur Freunde. Die Homöopathen kritisierten, dass er die Lehre des »Meisters« Hahnemann verändert habe, die Schulmediziner hielten nach wie vor nichts von den homöopathischen Verdünnungen. Eine Therapie der Zelle war aus ihrer Sicht zudem unmöglich, somit die Behandlung unseriös. Heute weiß man, dass die Zelle tatsächlich ein entscheidendes Indiz für Entstehung und Heilung von Krankheiten ist. Ebenso steht die Bedeutung der Mineralstoffe als Mikronährstoffe nicht mehr in Zweifel.

## INFO

### DAS SALZ NR. 12

Kurz vor seinem Tod strich Schüßler das Salz Calcium sulfuricum aus seiner Liste. Es war ihm nicht gelungen, die Wirkweise eindeutig zu klären. Streng genommen zählen daher nur elf Salze zur Schüßler-Therapie. Die Nachfolger stellten aber fest, dass die Nr. 12 doch gewisse Heileigenschaften aufweist, weshalb sie später wieder aufgenommen wurde.

## Spätere Ergänzungen

Heute sind in Apotheken neben den 11 beziehungsweise 12 klassischen Schüßler-Salzen weitere Standardpräparate erhältlich.

### Salben für die äußere Anwendung

Um die Wirkung der eingenommenen Salze zu unterstützen und für äußerliche Beschwerden verwendete man schon früh aufgelöste Tabletten als Breiumschlag oder -pflaster. Um die Anwendung zu erleichtern, wurden die zwölf Schüßler-Salben auf Grundlage der zwölf Basissalze entwickelt (siehe auch hintere Umschlagklappe).

### Schöpwinkels Ergänzungsmittel

Anfang des 20. Jh. entdeckte der Biochemiker Dieter Schöpwinkel (1876–1946), dass weitere Salze, die natürlich im Organismus vorkommen, wichtige Funktionen erfüllen. So wurden nach und nach die Schüßler-Salze um zwölf weitere ergänzt.

### Drei neue Schüßler-Salze?

In den letzten Jahren brachten zwei Hersteller neue Ergänzungsmittel auf den Markt: Nr. 25 Aurum chloratum natronatum, Nr. 26 Selenium, Nr. 27 Kalium bichromicum – bewährte Mittel der Homöopathie. Ich meine, dass man sie dort belassen sollte. Im Prinzip ließe sich die Reihe der Salze immer mehr erweitern, was Dr. Schüßlers überschaubarer Therapie widerspräche.

# AUSWÄHLEN UND KOMBINIEREN

Finden Sie das aktuell am besten für Sie passende Mittel aus den drei großen Naturheilverfahren. In einem gewissen Rahmen können Sie auch kombinieren.

Kopfweh, Schnupfen, Antriebslosigkeit … Bei allen unangenehmen Zuständen wünschen wir uns schnelle, wirkungsvolle Hilfe. Die drei großen und sanften Heilverfahren bieten eine natürliche und nebenwirkungsfreie Hilfe zur Selbsthilfe: Sie regulieren Fehlfunktionen, stoßen Heilprozesse an, muntern auf und greifen auf sanfte Art ins gestörte Körpergeschehen ein. In den folgenden Kapiteln lesen Sie alles über die praktische Anwendung von Bach-Blüten, Homöopathie und Schüßler-Salzen.

## WANN PASST WELCHES MITTEL?

Meine Antwort ergibt sich aus der täglichen Arbeit in meiner Praxis: Der eine empfindet die Bach-Blüten als genau richtigen Impuls zur Selbstheilung, ein anderer fühlt sich zu den Schüßler-Salzen mit ihren konkret wissenschaftlichen Prinzipien hingezogen, ein dritter ist fasziniert von der Vielfalt und komplexen Wirkweise der Homöopathie. Zudem ist die aktuelle Situation entscheidend: Wenn Sie fühlen, dass Ihre Beschwerden (auch körperliche) eine starke seelische Ursache haben, sollten Sie auf jeden Fall die passende Bach-Blüte einnehmen. Wollen Sie Körper und Seele sehr genau anhand vielgestaltiger Symptome behandeln, passt die Homöopathie mit ihrem riesigen Spektrum von ganz spezifischen Symptomen am besten. Die 24 Schüßler-Salze wiederum sind in sich eine Art Hausapotheke für jeden ganz konkreten körperlichen Wirkbereich.

Es kann sinnvoll sein, die eher auf der seelischen Ebene wirkenden Bach-Blüten mit einem der beiden anderen Verfahren zu kombinieren. Schüßler-Salze und Homöopathie zu kombinieren ist dagegen nicht empfehlenswert, da sie sich in ihren feinen Wirkungen quasi gegenseitig verwirren können.

Ich möchte Sie ausdrücklich dazu einladen, Ihre eigenen Erfahrungen zu sammeln und ein immer feineres Gespür dafür zu entwickeln, was Ihnen und Ihrer Familie hilft!

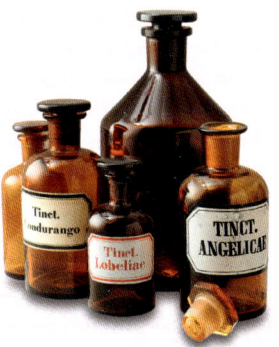

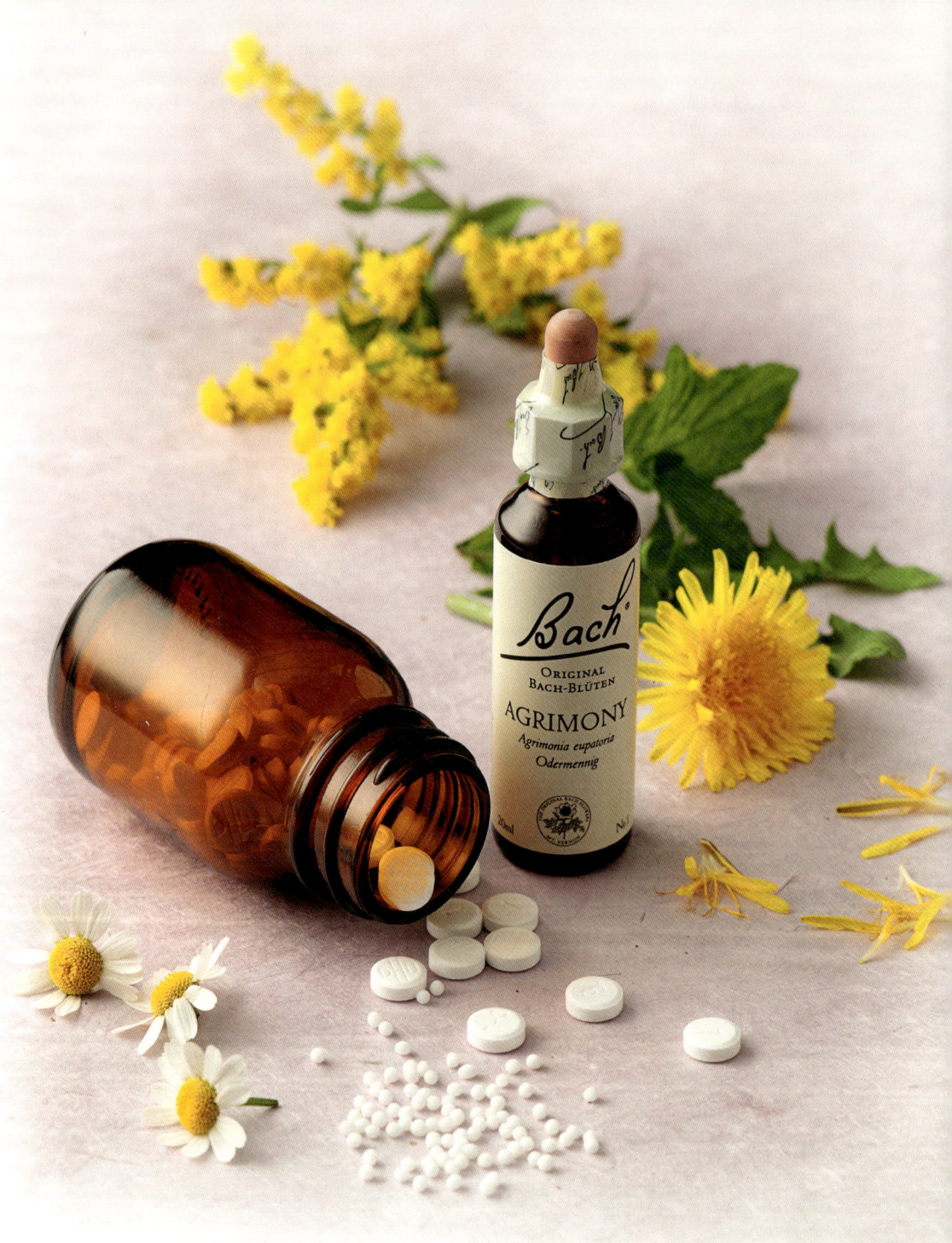

# DIE MITTEL DER »SANFTEN DREI«

IN DIESEM KAPITEL ERFAHREN SIE ALLES ÜBER DIE PRAKTISCHE ANWENDUNG DER DREI GROSSEN NATUR-HEILKUNDLICHEN THERAPIEN UND LERNEN DIE EINZELNEN MITTEL GENAU KENNEN.

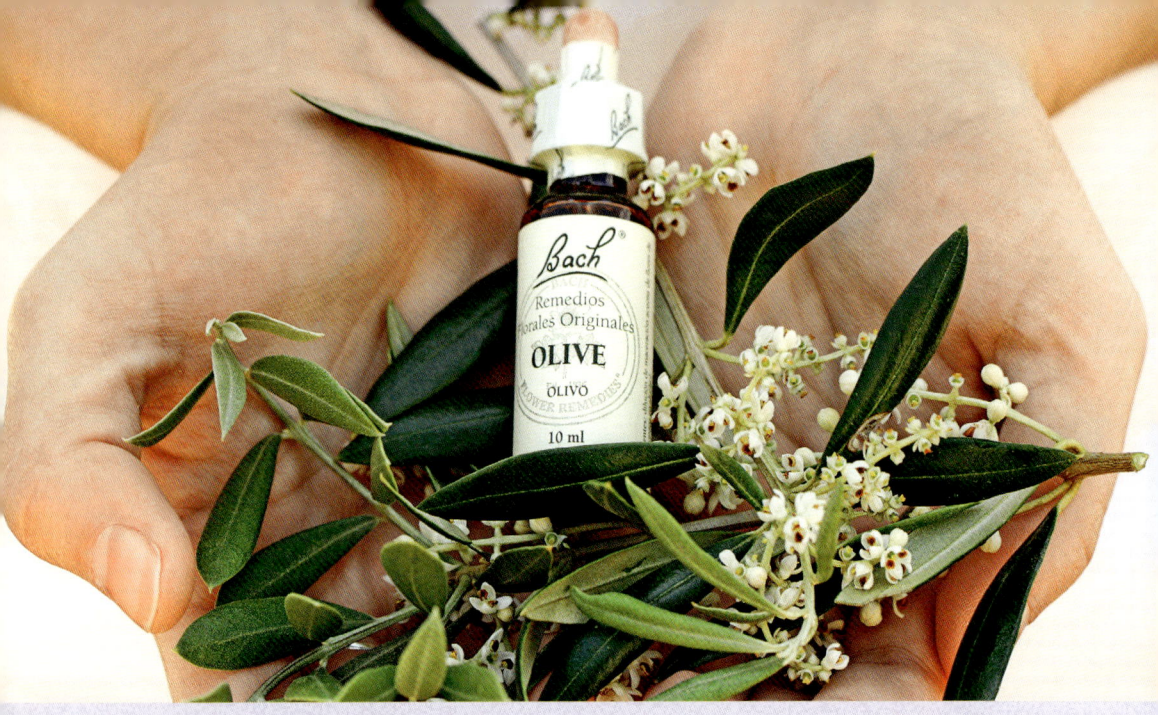

# BACH-BLÜTEN: SEELE UND KÖRPER UNTERSTÜTZEN

Lernen Sie auf den folgenden Seiten die einzelnen Bach-Blüten mit ihren heilenden Wirkungen auf Seele und Körper kennen.

## Zur richtigen Blüte finden

Lassen Sie die Beschreibungen spontan auf sich wirken. Oft wissen wir intuitiv, welche Blüte wir gerade brauchen. Doch Achtung: Manchmal ist gerade eine Blüte, deren Botschaft wir spontan ablehnen, genau die richtige! Hören Sie aufmerksam in sich hinein. Sie können mehrere Blüten zugleich einnehmen, aber bitte höchstens fünf. Denn bei zu vielen Blüten gleichzeitig wird die Wirkung diffus, und Sie können sie nicht mehr so gut einschätzen. Konzentrieren Sie sich auf die kleine Auswahl an Blüten, welche zu den akutesten Problemen, dem größten Leidensdruck, den wichtigsten Themen passt.

## Sich selbst befragen

Um zur richtigen Blüte zu finden, ist es hilfreich, sich selbst »therapeutisch« zu befragen: Formulieren Sie Ihre wichtigsten seelischen und gegebenenfalls körperlichen Beschwerden. Seit wann bestehen sie, was könnte der Auslöser gewesen sein? Wie reagieren Sie wiederum auf die Beschwerden: mit Desinteresse, Rückzug, Verbitterung …? Die Antworten führen zu neuen Fragen. Sind Ängste das Problem, versuchen Sie zu ergründen: wovor? Vor dem Versagen, oder vor etwas Unbestimmbarem, Unheimlichem? Letzteres weist bereits eindeutig auf die Blüte Aspen hin, im ersteren Fall fragen Sie weiter: Warum haben Sie Angst zu versagen? Lautet die Antwort zum Beispiel, dass Sie sich etwas nicht zutrauen, könnte dies wiederum an einem generellen Mangel an Selbstvertrauen liegen (Larch) oder aber ein vorübergehender Zustand sein (Elm).

Beim Lesen der Blütenbeschreibungen auf den folgenden Seiten wird Ihnen das Vorgehen schnell immer klarer werden. Seien Sie feinfühlig für Ihren Seelenzustand: Schwanken Sie oft zwischen genau zwei Alternativen, brauchen Sie Scleranthus. Können Sie sich unter zahlreichen Möglichkeiten nicht entscheiden, passt eher Wild Oat. Auch das Beschwerdenkapitel ab Seite 103 hilft, wenn Ihnen die Entscheidung noch schwerfällt. Auch der tatsächliche Besuch bei einem mit Bach-Blüten erfahrenen Therapeuten ist eine sehr spannende Sache, mit dem ein

oder anderen »Aha-Erlebnis«. Er kann Ihnen neue, hilfreiche Sichtweisen eröffnen. Wenn Sie sich partout für keine Blüte entscheiden oder Ihre Auswahl nicht auf einige wenige eingrenzen können, ist es hilfreich, zunächst einmalig die Notfalltropfen einzunehmen. Oft wirken sie klärend, sodass Ihnen die Entscheidung danach leichter fällt.

## Schicht um Schicht

Die Bach-Blütentherapie ist eine ganzheitliche Persönlichkeitstherapie. Sobald Sie das Gefühl haben, dass eine Blüte oder Mischung nicht mehr passt, die Einnahme öfter vergessen oder das Fläschchen verlegen, prüfen Sie, ob sich Ihre Bedürfnisse verändert haben und eine andere Blüte oder Mischung nun besser passt. Bach verglich dies mit dem Abschälen von Zwiebelschichten: Von außen nach innen, von Mischung zu Mischung kommt man dem Grundproblem näher, erkennt es, kann es eingrenzen und so bis zur Wurzel des Leids vordringen.

> ### Krankheit ist im Wesentlichen das Ergebnis des Konflikts zwischen Seele und Verstand.
>
> EDWARD BACH

# Dosierung und Einnahme

Dr. Bachs Einnahmeschema sah so aus: In ein Arzneifläschchen mit 40 Milliliter Wasser-Alkohol-Mischung (Verhältnis 3:1) gab man je drei Tropfen der ausgewählten Essenzen aus der Vorratsflasche (Stockbottle). Aus dieser Einnahmeflasche nahm man täglich viermal vier Tropfen ein. Dr. Götz Blome, einer von Deutschlands bekanntesten und erfahrensten Bach-Blüten-Experten, stellte fest (und hier teile ich seine Ansicht), dass die Menschen heutzutage weitaus besser reagieren, wenn sie die Tropfen höher konzentriert einnehmen (siehe Kasten). Nehmen Sie die Blüten zwischen den Mahlzeiten ein und nicht zusammen mit anderen Mitteln. Behalten Sie jeden Schluck eine Weile im Mund, da sich die Wirkung über die Mundschleimhaut am besten entfaltet.

## INFO

### DOSIERUNG

Geben Sie je Blüte 2 Tropfen in 1 Glas abgekochtes Leitungswasser oder stilles Mineralwasser. Schluckweise über den Tag verteilt trinken.
Bei akuten Beschwerden je 2 Tropfen viertel- bis halbstündlich direkt aus der Vorratsflasche auf die Zunge geben. Sobald die Symptome nachlassen, zur Regeldosis zurückkehren. Für die Notfallmittel gelten die Sonderregeln ab Seite 52.

## Dauer der Einnahme

Ich empfehle zunächst die Einnahme für acht bis zwölf Wochen. Danach sollten Sie die Wirkung beurteilen und die Mischung, falls erforderlich, an Ihre veränderten Beschwerden anpassen.

## Wo bekommt man Bach-Blüten?

Bach-Blüten (Stockbottles, fertige Mischungen, Notfalltropfen und Notfallsalbe sowie Notfallbonbons) erhalten Sie rezeptfrei in jeder Apotheke. Oft sind die Bach-Blüten vorrätig, manchmal müssen sie bestellt werden. Es gibt heute aber immer mehr Apotheken, wo man Naturheilmitteln besonderes Augenmerk einräumt.

## Bach-Blüten ersetzen nicht den Arzt oder Heilpraktiker!

Die Blütenessenzen lassen sich wunderbar in Eigenregie anwenden. Sie ersetzen jedoch nicht den notwendigen Gang zum Therapeuten! Untersuchung und Anamnese ernster Erkrankungen von Körper und Seele bleiben die Grundpfeiler der Diagnose. Natürlich erübrigt sich auch nicht die Einnahme nötiger Medikamente. Sie können die Bach-Blüten aber ergänzend zu allen anderen Behandlungen einsetzen, es gibt keinerlei Wechselwirkungen.

# Die 38 Bach-Blüten

Lesen Sie am besten einmal in Ruhe alle 38 Blütenbeschreibungen durch, um jede Blüte kennenzulernen – und vielleicht schon eine Ahnung zu bekommen, welche von ihnen im Moment für Sie hilfreich sein könnte. Zu den 38 Bach-Blüten kommt noch die Blütenmischung 39 hinzu (die Notfalltropfen von Seite 53). Sie enthält fünf der hier beschriebenen Blütenessenzen.

Die bei einigen Blüten genannten körperlichen Anzeichen sind typisch für den jeweiligen Zustand, müssen aber nicht auftreten.

## 1 Agrimony (Odermennig)

Agrimony-Menschen sind innerlich von Sorgen gequält, was sie sich aber nicht anmerken lassen. Sie trinken häufig zu viel Alkohol oder nehmen Drogen, haben Angst vor der Gegenwart, auch vor der Zukunft, sind leichtsinnig, ruhelos und nervös. Ein Agrimony-Typ beklagt sich kaum einmal, er versteckt seelisches Leid und Sorgen hinter einer Fassade der Unbeschwertheit. Mit Aktivität sucht er seine Sorgen zu bewältigen. Er ist friedliebend, verbirgt seine Empfindsamkeit. Probleme streitet er ab, wenn man ihn danach fragt, er scherzt und verharmlost im Falle einer Krankheit seine Situation. Auf Seite 44 finden Sie ein Bild der Blüte und zusätzliche Infos.
**Körperliche Anzeichen:** Oftmals leidet der Agrimony-Typ unter quälenden Schmerzen.

## 2 Aspen (Zitterpappel)

Aspen-Typen leiden unter Ängsten unbekannten Ursprungs, die Ängste erscheinen ihnen unerklärlich. Sie fürchten, dass etwas Schlimmes passieren wird, ohne zu wissen, was das sein könnte. Aspen passt auch zur Angst vor unsichtbaren Kräften oder Mächten und Angst vor dem Schlafen – und dem, was im Schlaf geschehen könnte. So ist auch die kindliche Angst vor Gespenstern, Hexen und Monstern ein typischer Aspen-Zustand.
**Körperliche Anzeichen:** Kopfschmerzen, überanstrengte Augen, gehetzter Blick; schnelles Schwitzen, Zittern, auch Gänsehaut. Ebenso plötzliche Ohnmachtsgefühle, Schlafwandeln oder Reden im Schlaf, ständige Müdigkeit, Unruhe.

## 3 Beech (Rotbuche)

Der Beech-Typ ist kritisch, unzufrieden, intolerant und reizbar. Er hat stets etwas auszusetzen und sieht immer zuerst die negative Seite der Dinge. Er ist reizbar wegen Kleinigkeiten oder den Gewohnheiten und Widersprüchlichkeiten der Mitmenschen, ist anspruchsvoll in Bezug auf Genauigkeit, Ordnung und Disziplin. Auch Arroganz ist ihm nicht fremd. Er ist zynisch, streng, zeigt wenig Mitgefühl und wirkt angespannt. Jedoch hat er ein gutes Urteilsvermögen.
**Körperliche Anzeichen:** Beschwerden im Brustbereich; Verspannungen im Kiefer, in Armen und Händen (durch übermäßiges Festhalten). Krampfhafter Gesichtsausdruck.

## 4 Centaury (Tausendgüldenkraut)

Bach schreibt über den Centaury-Menschen: »Er ist Fußabtreter für andere, hat keine Individualitätsstärke oder kann sich nicht wehren. Er wird von jedermann ausgenutzt und unternimmt nicht das Geringste, um seine Freiheit zu erlangen.« Diese Menschen sind schüchtern, ruhig, gütig, sanft, konventionell und wollen gefallen. Sie können schlecht Nein sagen und lassen sich leicht von anderen beherrschen. Sie sind gutmütig, helfen gerne und laufen so Gefahr, sich zum »Sklaven« zu machen. Oft besteht eine Bindung zu einer stärkeren Persönlichkeit: Sie suchen Persönlichkeitsstärke in anderen statt in sich selbst. Sie müssen üben, ihre eigenen Wünsche (die sie sehr wohl spüren) gegen die Erwartungen anderer durchzusetzen.

**Körperliche Anzeichen:** Schulter- und Rückenbeschwerden, Erschöpfung. Oft sitzen sie gebeugt, sie neigen zu hohem Blutdruck und den Folgeerscheinungen (wie Herzbeschwerden), sind schwach, müde, blass, haben oft dunkle Ringe unter den Augen.

## 5 Cerato (Bleiwurz)

Über den Cerato-Menschen schreibt Bach: »Er ist töricht, ein Narr. Diese Menschen sollten weise Lehrer und Ausbilder sein, sie geben aber zu viel auf die Meinungen anderer und lassen sich leicht von äußeren Umständen beeinflussen. Sie verpassen wichtige Gelegenheiten im Leben und wählen ihre Freunde unklug aus.« Cerato-Typen zweifeln an ihren Fähigkeiten, der eigenen Intuition und dem eigenen Urteil. Schüler streichen in Klassenarbeiten Richtiges wieder durch. Cerato-Menschen möchten alle Erwartungen erfüllen, alles richtig machen. Sie müssen mehr Mut entwickeln, zu ihren Überzeugungen zu stehen. Sie »nerven« andere mit ihren Fragen um Rat, sind oft unvernünftig, redselig und wechselhaft, entscheiden sich oft um. Sie stellen viele Fragen und lassen sich von Vorbildern leiten.

**Körperliche Anzeichen:** Sie sind anfällig für Reiseübelkeit.

## 6 Cherry Plum (Kirschpflaume)

Cherry-Plum-Menschen sind von Verzweiflung geplagt. Sie haben stets Angst vor dem Verrücktwerden, vor Verlust der Kontrolle, ebenso vor einem Nervenzusammenbruch. Sie sitzen innerlich »auf einem Pulverfass«, haben Selbstmordgedanken, zwanghafte Ängste und Wahnvorstellungen. Auf Seite 44/45 finden Sie ein Bild und mehr Infos.

**Körperliche Anzeichen:** Sie sind oft blass und haben einen starren Blick.

## 7 Chestnut Bud (Rosskastanienknospe)

Diese Menschen lernen nicht aus ihren Erfahrungen: Immer wieder machen sie die gleichen Fehler, da sie ihre Handlungen nicht auf der Basis vergangener Erfahrungen betrachten können. So kaufen sie sich mehrfach das gleich geartete Kleidungsstück, das ihnen gar nicht steht, oder suchen sich immer wieder gleichermaßen schlecht zu ihnen passende Partner. Oft sind sie ungeduldig, denken weit voraus und schätzen daher falsch ein, was sich gegenwärtig abspielt. Sie wirken oftmals naiv, sorglos, schusselig und unaufmerksam. Chestnut-Bud-Kinder werden daher fälschlicherweise oft als entwicklungsverzögert eingestuft.

## 8 Chicory (Wegwarte)

Dr. Bach schreibt, dass Chicory-Menschen ein Verlangen zum Dienen haben. Sie lassen zu, dass äußere Einflüsse das Ausströmen ihrer Liebe behindern, so werden sie innerlich gestaut. Sie sind schwatzhaft, schlechte Zuhörer, wollen über ihre eigenen Interessen sprechen. Oft zeigen sie Selbstmitleid. Zu wahrer Liebe sind sie fähig, werden aber im negativen Zustand besitzergreifend. Sie neigen dazu, ihre Beziehungen zu anderen überzubewerten, und sind gekränkt, wenn ihre »Liebe« nicht erwidert wird, werden dann kleinlich, pedantisch, haben dauernd etwas auszusetzen und kommandieren herum. Sie weinen leicht, ziehen gern Aufmerksamkeit auf sich, möchten nicht allein sein. Sie »bemuttern« andere. Chicory-Kinder verlangen stark nach Aufmerksamkeit.
**Körperliche Anzeichen:** Oft schlanker Körperbau, Kältegefühle, Bauchschmerzen bei Kummer, Verdauungsstörungen, Verstopfung, Katarrhe. Blasse, glänzende Haut.

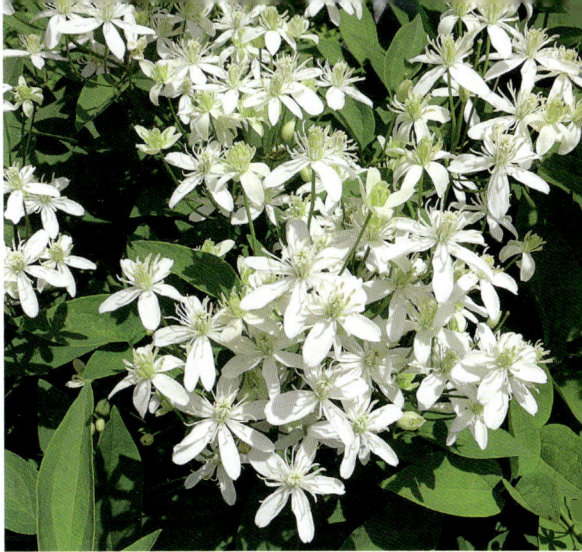

Clematis ist die Blüte für immer leicht abwesend wirkende Träumer.

## 9 Clematis (Weiße Waldrebe)

Bach schreibt über Clematis-Typen: »Sie sind gleichgültig, haben nicht genügend Interesse am Leben. Sie geben sich nicht so recht Mühe, von ihrer Krankheit loszukommen. Sie schlafen gerne viel und haben einen etwas abwesenden Blick.« Vergesslich, oft unkonzentriert und in Träumereien versunken, fühlen sie sich wenig vital. Viele sind romantisch und fantasiebegabt. Sie haben das Gefühl, »nicht ganz da« zu sein, haben manchmal Todessehnsucht. In einer Unterhaltung können sie plötzlich geistesabwesend wirken und den Faden verlieren.
**Körperliche Anzeichen:** Schläfrig, graublass mit abwesendem Blick, geräuschempfindlich. Taubheitsgefühle, häufiges Stolpern oder »Anhauen«, blaue Flecke. Lassen Gegenstände durch Unachtsamkeit fallen.

41

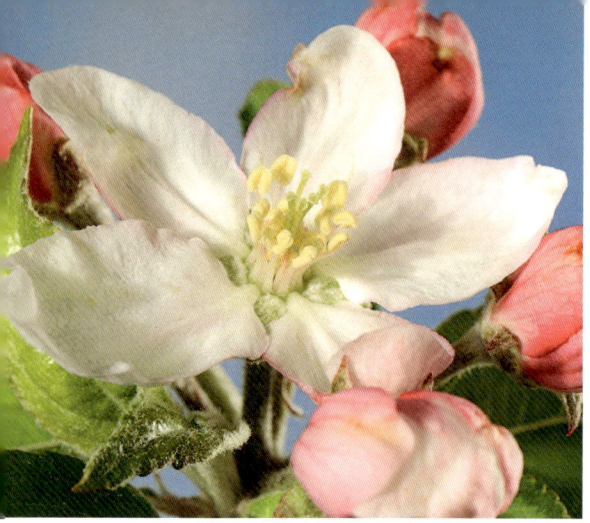

Crab Apple klärt und reinigt, wenn wir uns körperlich oder geistig verunreinigt fühlen.

## 10 Crab Apple (Holzapfel)

Crab Apple ist die Reinigungsblüte. Ein Mensch, der Crab Apple braucht, empfindet sich als unrein, unsauber, infiziert, abstoßend. Häufig ist eine Abneigung gegen Körperkontakt, Küssen, Streicheln, bei Müttern gegen das Stillen. Schon ein geringfügiges Unwohlsein kann Abscheu vor sich selbst auslösen. Unwichtige Details werden zuweilen übermäßig wichtig, wie unter der Lupe. Die Blüte passt immer, wenn man etwas an sich selbst als abstoßend empfindet, was oft auch akut und vorübergehend sein kann. **Körperliche Anzeichen:** Hautkrankheiten, Infektionen, Giftstoffe im Körper, infizierte Wunden sowie Fuß- und Körpergeruch.

## 11 Elm (Ulme)

Menschen, die Elm brauchen, fühlen sich von ihrer Verantwortung überfordert. Sie neigen deshalb zum Beispiel zu Depressionen oder haben das Gefühl, den Anschluss zu verlieren. Es sind fähige und tüchtige Menschen, sie tragen oft große Verantwortung, fühlen sich aber gelegentlich von deren Ausmaß überlastet. Sie können vorübergehend ihr Selbstvertrauen verlieren.

## 12 Gentian (Herbstenzian)

Wer Gentian braucht, lässt sich schnell entmutigen und verfällt leicht in eine Depression, deren Ursache ihm bewusst ist: zum Beispiel Hindernisse und Rückschläge im Leben oder Verzögerungen bei Vorhaben. Die vorherrschende Stimmung ist düster, von Pessimismus, einer negativen Erwartungshaltung und dem Gefühl des Versagens gekennzeichnet. Die Bach-Blüte Gentian hilft bei Zweifeln, Mangel an Vertrauen, Melancholie, Skepsis und Enttäuschung.

## 13 Gorse (Stechginster)

Verzweiflung und Hoffnungslosigkeit belasten Gorse-Menschen. Sie resignieren, glauben nicht, dass man ihnen noch helfen kann (wie bei chronischen Krankheiten), daraus entstehen oft Depressionen. Sie leiden oft unter scheinbar unheilbaren Leiden oder messen genetischen Störungen übermäßige Bedeutung bei. Oft treten körperliche Beschwerden auf, wenn eine Aufgabe nicht geglückt ist. Doch sie sind nicht in der Lage zu weinen. Auch Unentschlossenheit kennzeichnet sie. Menschen, die Gorse brauchen, lassen sich zwar zu einem neuen Anlauf überreden, sind aber innerlich von der Zwecklosigkeit des Versuchs überzeugt. Gorse kann den inneren Willen heilen.

**Körperliche Anzeichen:** dunkle Ringe und Linien unter den Augen. Bei ausgeprägtem Leiden ein fahles, wächsernes Aussehen, auch ein gelblicher oder dunkler Teint. Dr. Bach schreibt: »Diese Menschen sehen aus, als bräuchten sie mehr Sonnenschein.«

## 14 Heather (Schottisches Heidekraut)

Menschen, die gierig nach Zuwendung sind, brauchen Heather. Sie sind sehr redselig, haben eine zwanghafte Art, ihre Angelegenheiten vor jedem auszubreiten und können nicht allein sein. Ängstlich und sympathiebedürftig, zehren sie von der Energie anderer. Sie sind selbstbezogen, zeigen im Grunde wenig Interesse an anderen Menschen und können schlecht zuhören.

**Körperliche Anzeichen:** hypochondrisch, doch meist gut gebaut, kräftig und voller Energie. Aber auch Herzprobleme, klopfende Kopfschmerzen, Verdauungsprobleme.

## 15 Holly (Stechpalme)

Starke negative Gefühle wie Hass, Neid, Zorn und Eifersucht charakterisieren den Holly-Typ. Auch Verbitterung, schlechte Laune, Ärger, schnelles Gekränktsein und Misstrauen bis hin zur Raserei zählen nach Dr. Bach zu den negativen Seelenzuständen von Holly. Gewalttätigkeit, Egoismus, Frust: Diese Holly-Zustände sind der Liebe entgegengesetzt. Holly ist die Bach-Blüte für alle, die austeilen, aber nicht einstecken können.

## 16 Honeysuckle (Geißblatt)

»Früher war alles besser!« Diese Blüte hilft Menschen, die in der Vergangenheit verweilen, nostalgisch veranlagt sind und leicht Heimweh bekommen. Oft beschäftigen sie sich mit früheren Beziehungen, vergangenem Glück und zurückliegenden Erfolgen, trauern Verlusten und verpassten Chancen hinterher. Sie entfliehen der Gegenwart gern auch bei einem Glas Wein …

## 17 Hornbeam (Weißbuche)

Hornbeam ist die Blüte für vorübergehende geistige und körperliche Schwächezustände. Der Mangel an Energie verursacht Interesselosigkeit, Abgeschlagenheit und die Unfähigkeit, mit Alltagsdingen fertigzuwerden. Hornbeam ist auch die Essenz für Genesende und für Menschen, die sich ihrer Arbeit nicht gewachsen fühlen. Sie klagen, dass sie die Last ihrer Aufgaben des Tages, der beginnenden Woche nicht bewältigen können. Sie fühlen sich fremdbestimmt, sind leicht ablenkbar, schieben Aufgaben vor sich her.

**Körperliche Anzeichen:** Schwäche, zögerliche Regeneration nach Krankheiten, Müdigkeit trotz genug Schlaf, Verlangen nach Kaffee. Bleiben morgens oft lange im Bett, fühlen sich schwach, benötigen Stärkung.

# BACH-BLÜTEN GEGEN ANGST UND PANIK

Angst hat viele Gesichter. Hier finden Sie schnell heraus, welche Bach-Blüte bei Ihrer Art von Angst hilft.

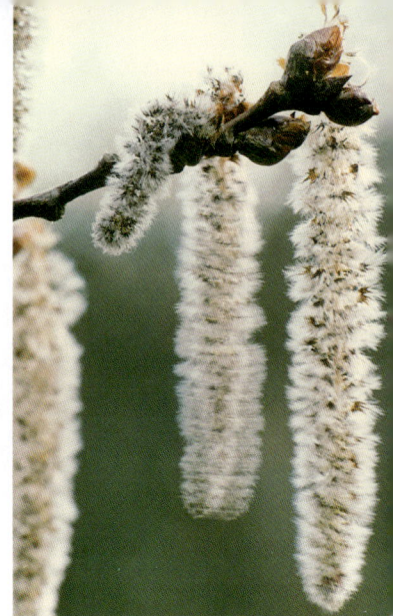

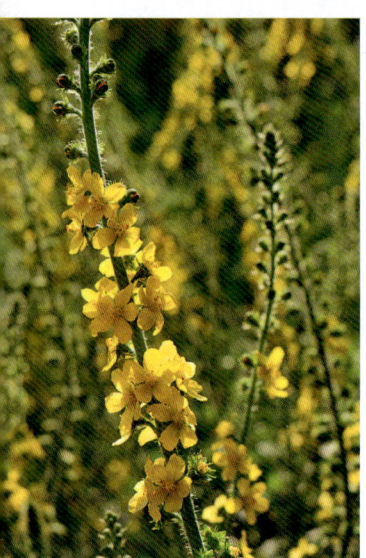

### AGRIMONY: REALITÄTS-FLUCHT

Sie wollen von Ihren Ängsten und Sorgen nichts wissen und geben den gut gelaunten Stimmungsmacher. Sie flüchten aus der Gegenwart und fürchten die Zukunft. Weil Sie sich selbst nichts vortäuschen können, sind Sie innerlich unruhig und angespannt.

### ASPEN: UNBEKANNTE MÄCHTE

Sie fürchten das Unbekannte, Unvorhersehbare, trauen dem Frieden nicht. Sie ahnen dunkel: Irgendetwas Schlimmes wird passieren. Sie fürchten möglicherweise die Nacht, Gespenster, unbekannte Gewässer …

### CHERRY PLUM: KURZSCHLUSS

Sie haben furchtbare Angst, dass Ihnen die Kontrolle entgleitet, dass Sie explodieren, ausrasten, »gleich verrückt werden«, jemandem etwas antun oder etwas sehr »Peinliches« sagen oder tun könnten.

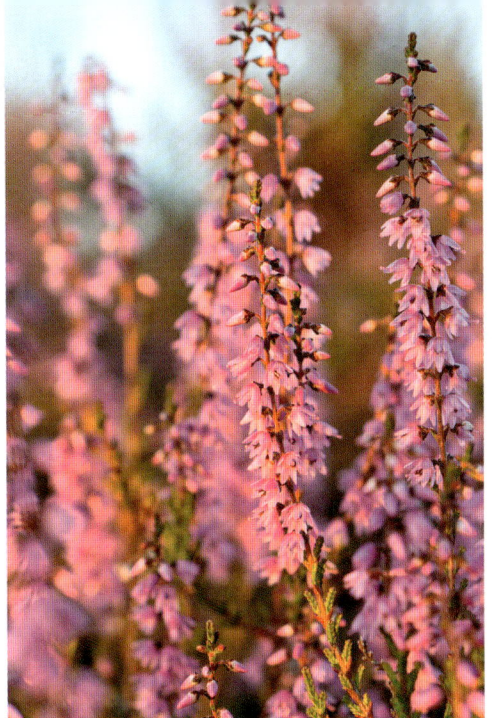

## MIMULUS: ÄNGSTLICH IM ALLTAG

Mimulus-Menschen begleitet die Angst vor Höhen, Krankheiten, dem Tod, Unfällen, vor der Zukunft, vor Einsamkeit, vor Tieren, neuen Situationen, Enge, Weite; Angst davor, zu telefonieren, angesprochen zu werden, frei zu sprechen. Sie sind schüchtern, überempfindlich gegen laute Stimmen, grelles Licht, starke Gerüche.

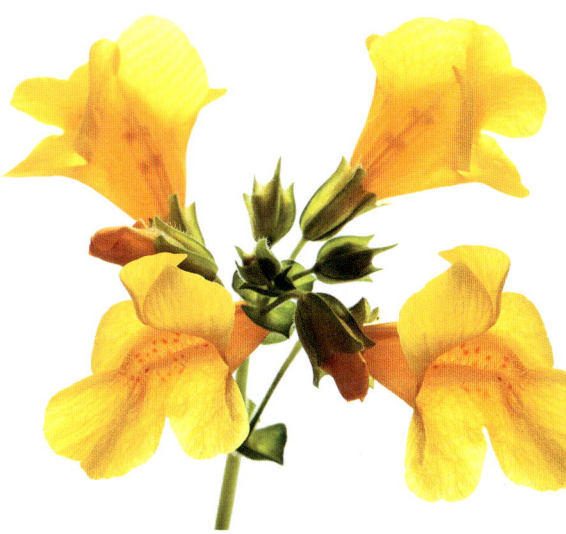

## HEATHER: BLOSS NICHT ALLEIN SEIN!

Sie fühlen sich schnell einsam und außen vor, wünschen sich mehr Anerkennung und Bewunderung. Insgeheim haben Sie Angst, für andere nicht so wichtig zu sein, wie Sie denken. Eventuell fürchten Sie bei harmlosen Beschwerden, schwer zu erkranken.

## ROCK ROSE: BLANKE PANIK

Sie sind gelähmt vor Angst oder Schreck, wissen nicht ein noch aus. Sie stehen unter dem Eindruck einer Katastrophe, haben etwas Schlimmes erlebt oder erfahren, fühlen sich hoffnungslos ausgeliefert. Ihre Nerven liegen blank und die Fantasie spielt verrückt.

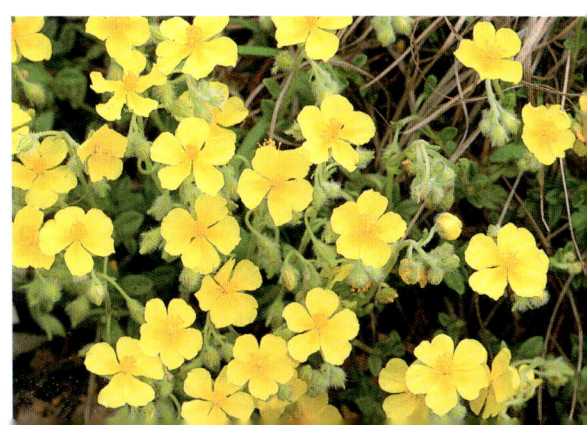

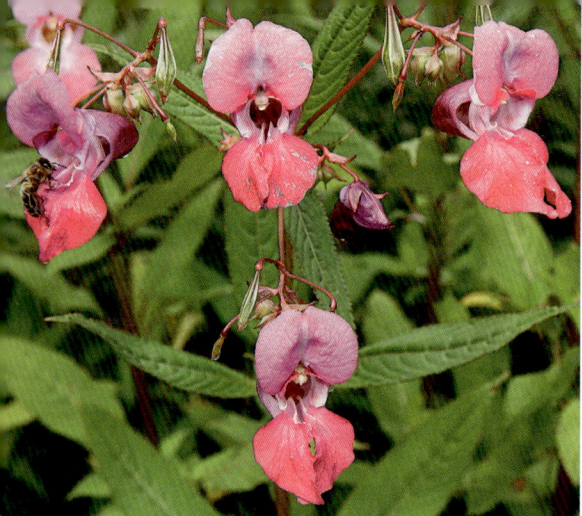

Die reifen Früchte des süß duftenden Spring-
krauts platzen bei der leichtesten Berührung.

## 18 Impatiens (Drüsentragendes Springkraut)

Bach beschreibt Impatiens-Menschen so,
dass »ernste Pein durch die Blockierung eines Kanals verursacht wird, der geistiges
Licht und Wahrheit durchlassen sollte. Es ist
eine gewisse Härte vorhanden, gegebenenfalls auch im Wesen dieser Menschen.« Sie
lassen sich ungern aufhalten, bestimmen am
liebsten selbst ihr Arbeitstempo. Sie wollen
alles zügig erledigen, kritisieren gerne Fehler
anderer, sind reizbar, impulsiv, ungestüm,
dabei aktiv und intelligent. Sie sind anfällig
für Anspannung, Überarbeitung und Unfälle. Sie führen gerne, ergreifen die Initiative
und handeln schnell. Geht es ihnen zu lang-
sam, beenden sie einfach den Satz, den ein
anderer begonnen hat. Ihre Wut- und Tem-
peramentausbrüche legen sich rasch wieder.
Kinder sind oft reizbar und fordernd.

**Körperliche Anzeichen:** plötzliche Schmerzen (die sie noch ungeduldiger machen),
Krämpfe, Verspannungen in Rücken, Nacken, Kiefer, Händen und Schultern, Verdauungsstörungen, eine nach vorn gelehnte
Haltung. Auch Ischiasschmerzen, Trigemi-
nus- und andere Neuralgien.

## 19 Larch (Lärche)

Larch-Typen haben einen ausgeprägten
Mangel an Selbstvertrauen. Sie rechnen stets
mit Misserfolgen und leiden unter Minder-
wertigkeitsgefühlen. Sie glauben, dass ihnen
sowieso nie etwas gelingen wird, und strengen sich deshalb auch nicht genug an. Sie
zaudern oft, zögern Dinge hinaus und geben
leicht nach. Das Gefühl des Versagens macht
sie mutlos, obwohl sie in Wirklichkeit abso-
lut fähig sind – wenn sie nur durchhalten
könnten. Auch über ein Lob können sie sich
nicht richtig freuen, es macht sie misstrau-
isch. Sie glauben, nie selbst erreichen zu
können, was sie an anderen bewundern.
**Körperliche Anzeichen:** Depressionen, auch
Impotenz.

## 20 Mimulus (Gefleckte Gaukler-
blume)

Laut Dr. Bach ist der Mimulus-Mensch »von
Furcht erfüllt und versucht kraftlos seinen
Verfolgern zu entkommen; er scheint wie
hypnotisiert, er erduldet still und ohne Wi-
derstand die Angst.« Er hat Angst vor »Fass-
barem« wie Höhen, Spinnen, Unfällen, ist

nervös veranlagt, schüchtern, scheut Auseinandersetzungen. Auf Seite 45 finden Sie ein Bild der Pflanze und zusätzliche Infos.
**Körperliche Anzeichen:** Stottern, Erröten, Nebenhöhlenentzündungen, flache Atmung, sehr geräuschempfindlich. Erschöpfung, etwa nach einer Grippe, Herzklopfen, Herzjagen. Der Schlaf ist unruhig. Die Symptome verschlimmern sich oft nach 17 Uhr.

## 21 Mustard (Wilder Senf)

Mustard hilft ernsten Menschen mit Melancholie und immer wiederkehrenden Depressionen, für die keine Ursache erkennbar ist: Man verfällt plötzlich in Traurigkeit und düstere Stimmung und hat dafür keine Erklärung. Nichts bessert die starke Depression, doch plötzlich verschwindet sie wieder.
**Körperliche Anzeichen:** Atembeschwerden, Kopfschmerzen, Gliederschmerzen, Müdigkeit, Schwäche, Appetitlosigkeit.

## 22 Oak (Eiche)

Oak-Menschen sind stark, zuverlässig, geduldig und verantwortungsbewusst, leisten viel und bürden sich viel auf, ohne zu klagen. Sie sind »Arbeitstiere«, die allen Rückschlägen zum Trotz weitermachen, nie aufgeben. Dies kann sie zur Erschöpfung führen bis hin zum nervlichen und körperlichen Zusammenbruch. Sie reagieren mit Unzufriedenheit auf Krankheiten, die sie in ihren Aktivitäten einschränken. Laut Bach ist Oak auch oft bei Psychosen angezeigt.

## 23 Olive (Olive)

Menschen, die Olive brauchen, sind geistig und körperlich völlig erschöpft. Sie fühlen sich ausgepowert und kraftlos, haben keine Energie mehr. Ihnen fehlt auch die Freude am Leben. Solche Zustände treten zum Beispiel nach seelischen oder körperlichen Beschwerden auf. Deshalb ist Olive nach langer Krankheit, einschneidenden Erlebnissen wie nach Prüfungen und Schicksalsschlägen (zum Beispiel einer Trennung) angezeigt.
**Körperliche Anzeichen:** trockene, runzlige Haut und ein blasses Antlitz.

## 24 Pine (Schottische Kiefer)

Selbstvorwürfe, Mutlosigkeit, Unzufriedenheit und ausgeprägte Selbstkritik sind die seelischen Zustände von Pine. Selbst bei guten Leistungen denken Pine-Menschen, sie hätten es noch besser machen können. Immerzu plagen sie unbegründete Selbstvorwürfe und Schuldgefühle. Es handelt sich oft um Menschen, die häufig die Verantwortung für eine Situation auf sich nehmen, die sie gar nicht verschuldet haben. Sie grübeln viel, sind mit sich selbst unzufrieden und sehr kritisch, sind bescheiden, reumütig, gewissenhaft und fast schon penibel. Ihre andauernden Versuche, sich selbst zu verbessern, können letztendlich zu Müdigkeit und Depressionen führen. Pine wird auch als Entwicklungsblüte für Kinder bezeichnet, die lernen, ihren eigenen Weg zu gehen und sich zu behaupten.

## 25 Red Chestnut (Rote Kastanie)

Wer Red Chestnut braucht, der macht sich übermäßig Sorgen um andere, stellt sich das Schlimmste vor, was ihnen passiert sein könnte. Red-Chestnut-Menschen sehen bei anderen Schwierigkeiten, Krankheiten und Gefahren voraus und wollen ihnen bei ihren Problemen helfen. Diese Einstellung kennzeichnet sie und belastet sie ihr Leben lang. Ein typischer Red-Chestnut-Mensch ist zum Beispiel die überbesorgte Mutter bereits erwachsener Kinder.

## 26 Rock Rose (Gelbes Sonnenröschen)

Die Blüte für Notsituationen wie große Angst, Panik, Hysterie, Unfälle, Terror, Todesangst, scheinbar hoffnungslose Situationen und für das Gefühl des Grauens nach Albträumen, auch nach »Berührung mit bösen Kräften«. Dr. Bach schreibt: »Sie kämpfen für die gedankliche Freiheit. Sind oft ganz verzweifelt und denken, sie könnten die Realität nicht mehr ertragen. Oder sie sind verzweifelt angesichts der Hoffnungslosigkeit materieller Umstände.« Die Blüte vermittelt innere Ruhe und Gelassenheit. Rock Rose ist Bestandteil der Notfalltropfen (Rescue Remedy ®). Auf Seite 45 finden Sie ein Bild der Pflanze und zusätzliche Infos.
**Körperliche Anzeichen:** Lähmungserscheinungen, Bewusstlosigkeit, plötzliche Taubheit oder Sprachlosigkeit, eisige Kälte, Zittern, Nervenzusammenbruch.

## 27 Rock Water (Wasser heilkräftiger Quellen)

Beim Rock Water-Typ handelt es sich um strenge Menschen, die enthaltsam leben und Teile ihrer Persönlichkeit unterdrücken. Ihr Leben ist von Theorien und starrer Überzeugung bestimmt. Sie streben nach Perfektion, sind anfällig für Fanatismus und Hochmut; sie wollen leuchtende Beispiele für andere abgeben. Oft beschäftigen sie sich mit der »richtigen« Nahrungs- und Lebensweise. Rock Water ist bei allen negativen Folgen zu strenger Selbstdisziplin angezeigt.
**Körperliche Anzeichen:** kräftiger Teint, auch, wenn es ihnen schlecht geht, und sogar, wenn sie bewusstlos sind.

## 28 Scleranthus (Einjähriger Knäuel)

Unentschlossen, unkonzentriert, unausgeglichen und sprunghaft (auch beim Reden) sind Menschen bei einem Bedarf an Scleranthus. Sie sind innerlich unausgeglichen und ihre Stimmungen wechseln ebenso wie ihre Ansichten. Mit diesen Schwankungen können sie schlecht umgehen. Besonders auffällig ist, dass sie sich nur sehr schwer zwischen genau zwei Dingen entscheiden können. Sie sind zögerlich, labil, oft unzuverlässig. Es sind eher ruhige Menschen, die keinen Rat suchen. Es besteht ein Mangel an Ausgeglichenheit und Haltung, sie fallen auf durch Sprunghaftigkeit beim Reden. Sie neigen dazu, ihre Meinung zu ändern.

**Körperliche Anzeichen:** Symptome wandern (etwa vom Kopfweh zum Bauchweh); Anfälligkeit für Reiseübelkeit und Schwindel. Der Gang ist unstet, unsicher und die Bewegungen sind ruckartig. Wenn sie krank sind, wissen sie nicht, was sie wollen.

## 29 Star of Bethlehem (Doldiger Milchstern)

Dies ist die Bach-Blüte bei einem Schock und dessen Nachwirkungen, bei großem Kummer und seelischen Nöten. Sie ist für Menschen, die Trost und Zuspruch brauchen (»Trost-Blüte«). Die Blüte hilft nach schlechten Nachrichten, Unfällen, Schock und Schreck. Nach Dr. Bach neutralisiert sie alle Folgen und Auswirkungen eines Schocks, auch wenn dieser länger zurückliegt. Auch bei einem nahenden Zusammenbruch ist sie hilfreich, wenn man völlig erschöpft ist, geistig, körperlich und seelisch. Die Blüte ist Bestandteil der Notfalltropfen.

## 30 Sweet Chestnut (Edelkastanie)

Sweet Chestnut ist die Bach-Blüte für Zustände von extremen seelischen Qualen und Verzweiflung. Sie hilft bei Zuständen, in denen man die äußeren Grenzen der Belastbarkeit erreicht hat. Man sieht nur Elend um sich herum, Bach schreibt, es ist die Blütenessenz für die »dunkle Nacht der Seele«. Sweet Chestnut hilft in unerträglichen Situationen, von denen man denkt, sie nicht meistern zu können.

## 31 Vervain (Eisenkraut)

Bach schreibt über Vervain: »Es sind Schwärmer, sie bemühen sich energisch, Ideale zu erreichen, und fügen sich selbst Schaden zu. Ihre Ziele sind hoch gesteckt und sie werden davon gehetzt.« Vervain-Typen sind energisch, voll Begeisterung, angespannt und streitlustig. Sie treiben im Eifer oft Raubbau an ihren Kräften, geben gern Anweisungen und wollen andere von ihren Ansichten überzeugen. Sie überfordern sich bis zur Erschöpfung, sind leidenschaftlich, fanatisch, haben einen starken Willen und feste Absichten, die sie selten ändern.

**Körperliche Anzeichen:** Muskelverspannungen, Überlastung von Muskeln und Augen, Kopfschmerzen, ein angespannter Gesichtsausdruck, Überaktivität, Unfähigkeit, sich zu entspannen.

**Der Milchstern heilt und tröstet, wo es am dringendsten gebraucht wird.**

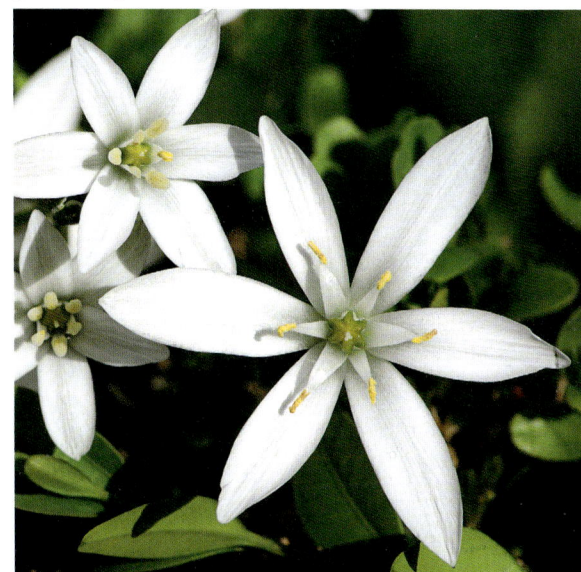

## 32 Vine (Weinrebe)

Vine-Menschen sind ehrgeizig, arrogant und dominant. Sie zeigen wenig Mitgefühl, verfolgen manchmal rücksichtslos ihre Ziele, weil sie meinen, dass sie recht haben. Sie sind fähig und selbstsicher, neigen jedoch dazu, ihre Autorität zu missbrauchen, um Macht über andere zu haben. Oft sind sie diktatorisch, anspruchsvoll, streng und haben wenig Mitgefühl. Sie können auch heftig, ja gewalttätig Gehorsam fordern.
**Körperliche Anzeichen:** großer, robuster Wuchs, starker Brustkorb. Starke Verspannungen, Steifheit des Körpers, der Muskeln, hoher Blutdruck (oft mit gerötetem Gesicht), Rückenbeschwerden. Kräftiger Teint, selbst wenn sie krank oder bewusstlos sind.

## 33 Walnut (Walnuss)

Walnut verleiht Schutz vor äußeren Einflüssen, wenn die Grundlagen des Lebens erschüttert sind, etwa durch physische Veränderung beim Zahnen, in Pubertät und Klimakterium oder durch einen neuen Lebensabschnitt wie Schulbeginn, Karriere, Umzug. Walnut passt für jede Veränderung eines geistigen, emotionalen oder körperlichen Zustandes. Solche Situationen sind von Unsicherheit, auch Wankelmut geprägt. Die Blüte hilft, den eigenen Weg zu finden, mit dem Alten abzuschließen und Neues zu etablieren. Walnut »schafft den Durchbruch«.
**Körperliche Anzeichen:** Zahnung, Pubertät und Klimakterium.

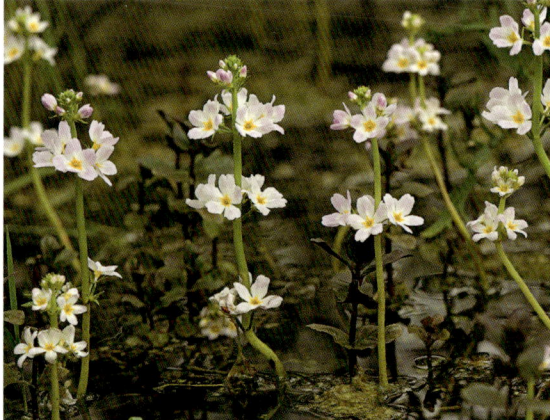

Water Violet hilft jenen Menschen, die nicht gern menschliche Hilfe annehmen.

## 34 Water Violet (Sumpfwasserfeder)

Bach schreibt: »Es ist die Trauer, die nur große Seelen kennen. Sie tragen tapfer und ohne zu klagen ihren Kummer, ohne andere damit zu belasten«. Water-Violet-Typen wahren Distanz, sind stolz, ruhig und zurückgezogen. Sie gehen Auseinandersetzungen aus dem Weg, sind selbstbewusst, introvertiert, sehr fähig, friedvoll und wirken beruhigend auf andere. Sie sind eigenständig und wissen, was sie wollen. Auch sind sie tolerant, mischen sich nicht in Angelegenheiten anderer ein, dulden aber auch selbst keine Einmischung. Zuweilen machen sie einen herablassenden, hochmütigen Eindruck.
**Körperliche Anzeichen:** Steifheitsgefühl der Glieder und Muskeln (als Ursache sieht Bach blockierte Energien).

## 35 White Chestnut (Weiße Kastanie)

Beschäftigen Sie sich mit immer gleichen Gedanken, wälzen nachts Probleme, können nicht abschalten? Dann passt diese Blüte zu Ihnen. Sie führen Selbstgespräche, leiden unter seelischen Qualen und bekommen den Kopf nicht frei von quälenden Gedanken. Diese lassen dem Geist keine Ruhe, drehen sich im Kreis, und keine Lösung tut sich auf. Dadurch ist die geistige Klarheit beeinträchtigt. Das kann zu Depressionen, Schuldgefühlen und innerer Unruhe führen. **Körperliche Anzeichen:** Müdigkeit, Schlaflosigkeit, Verwirrung, Kopfweh.

## 36 Wild Oat (Waldtrespe)

Mutlosigkeit und Unsicherheit sind die negativen Seelenzustände von Wild Oat. Die Ziele sind unklar, ebenso wie die Aufgabe im Leben, dies führt zu Unzufriedenheit, etwa in der Berufswahl. Es sind Menschen, deren Zielsetzungen immer wieder verblassen. Häufig sind sie begabt, sind aber nicht imstande, die Tätigkeit zu finden, zu der sie sich berufen fühlen und bei der sie bleiben. Das führt zum Gefühl der Frustration, zu Leere, Langeweile. Der Sinn im Leben fehlt.

## 37 Wild Rose (Heckenrose)

Resignation und Apathie bestimmen diese Menschen. Sie strengen sich nicht mehr an, geben auf, lassen sich treiben. Sie fühlen sich abgeschlagen, nicht sehr vital und lang-weilen andere durch ihre Mattigkeit und Interesselosigkeit. Sie finden sich mit schlechten Ergebnissen im Beruf oder in Prüfungen ab oder damit, dass ihre Freunde sie ausschließen. Die Kraft, die Motivation und der Mut zu kämpfen fehlen ihnen. **Körperliche Anzeichen:** ausdruckslose Stimme und ausdrucksloses Gesicht.

## 38 Willow (Gelbe Weide)

Menschen, die auf jede Widrigkeit des Lebens mit Verbitterung reagieren, benötigen Willow. Sie fühlen sich vom Schicksal bestraft und geben dafür anderen die Schuld. Sie neigen zu Egoismus und dazu, sich zu rechtfertigen und zu bemitleiden. Sie haben das Gefühl, ihnen sei Unrecht geschehen, sind leicht beleidigt, nachtragend, unzufrieden und es fehlt ihnen an Sinn für Humor. Sie murren oft und verbreiten düstere Stimmung. In der therapeutischen Praxis sind sie eine Herausforderung, da sie eine Besserung nur ungern zugeben. Sie zeigen kaum Interesse und Freude an der Gegenwart. **Körperliche Anzeichen:** Willow-Menschen runzeln oft die Stirn.

## 39 Rescue Remedy®, Notfalltropfen

Sie enthalten die Blüten Cherry Plum, Clematis, Impatiens, Rock Rose und Star of Bethlehem – alles Blüten für Notfallsituationen wie Schock und Angst. Mehr dazu finden Sie auf der folgenden Doppelseite.

# WISSENSWERTES ZU DEN NOTFALLMITTELN

Lesen Sie hier alles zur Dosierung und Anwendung der Rescue Remedy®-Produkte nach Dr. Bach.

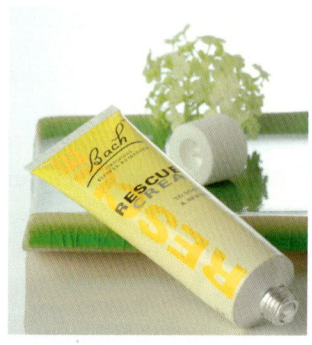

## FÜNF FREUNDE FÜR NOTLAGEN

Die Rescue-Mittel aus fünf Bach-Blüten helfen in allen Notsituationen wie bei Schmerzen, Insektenstich, Schock, Angst und Panik. Sie beruhigen, wenn man durch Schreck aus dem Gleichgewicht geraten ist oder innerlich unter Spannung steht, weil etwas Aufregendes bevorsteht, etwa ein Zahnarzttermin.

## NOTFALLTROPFEN EINNEHMEN

Die Tropfen werden pur auf die Zunge oder in einem Likörglas Wasser eingenommen. Kinder nehmen 1- bis 2-mal stündlich, Jugendliche und Erwachsene ¼-stündlich 1 bis 2 Tropfen. Sie können auch Lippen, Stirn oder schmerzende Stellen damit benetzen. Schwer kranken, bettlägerigen Menschen oder Kleinkindern streicht man 1 bis 2 Tropfen auf die Lippen.

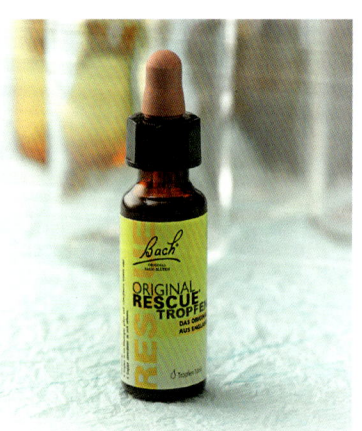

## DIE NOTFALLCREME

Die Rescue-Creme hilft bei Insektenstich, Kopf-, Bauch- und Gliederschmerzen, stumpfen Verletzungen (Prellung, Stoß, blaue Flecke), lässt Schrammen und Kratzer störungsfrei und schnell abheilen. Bei Narben, die immer ein Störfeld darstellen und den Energiefluss blockieren, wird im Wechsel mit der Schüßler-Salbe Nr. 1 das Gewebe entstört, es wird wieder weich und glatt. Mehrmals täglich auftragen.

### NOTFALLBONBONS

Für Kinder über drei Jahre gibt es als Alternative die Rescue Remedy® in Form von fruchtgummiartigen Notfallbonbons. Sie enthalten keinen Alkohol und werden bei akuten Beschwerden gelutscht. In ihrer handlichen Dose sind sie sehr praktisch zum Mitnehmen. Geben Sie Ihrem Kind bei Bedarf pro Stunde ein bis zwei Bonbons.

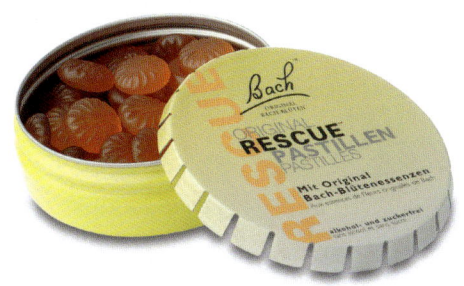

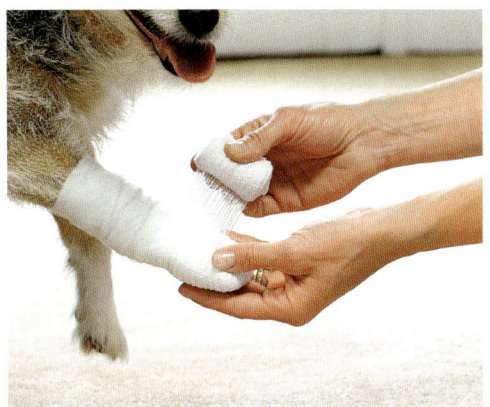

### AUCH FÜR HAUSTIERE

Die Notfalltropfen sind auch zur Behandlung von Tieren geeignet, etwa wenn Ihr Haustier krank ist, wenn es operiert wurde oder Angst vorm Tierarzt hat, wenn Ihr Hund sich die Pfote verletzt oder Ihre Katze eine schmerzhafte Auseinandersetzung mit dem Nachbarskater hatte. Geben Sie je nach der Größe des Tieres 1 Tropfen (z. B. Vogel) bis 3 Tropfen (z. B. Hund) in eine kleine Menge Futter oder ins Trinkwasser.

### PFLANZEN LEBEN WIEDER AUF

Selbst Pflanzen reagieren positiv auf die Notfalltropfen, etwa nach Umtopfen oder Umzug, ebenso wenn sie ausgetrocknet oder von Schädlingen befallen waren. Geben Sie einige Tropfen ins Gießwasser.

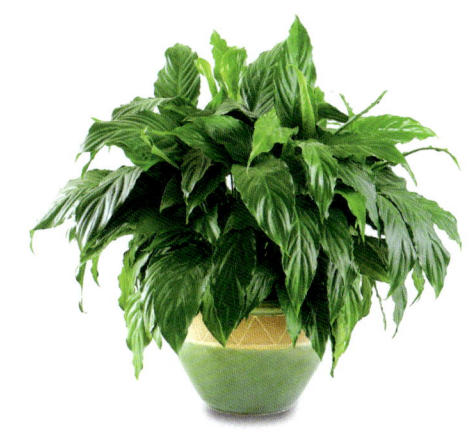

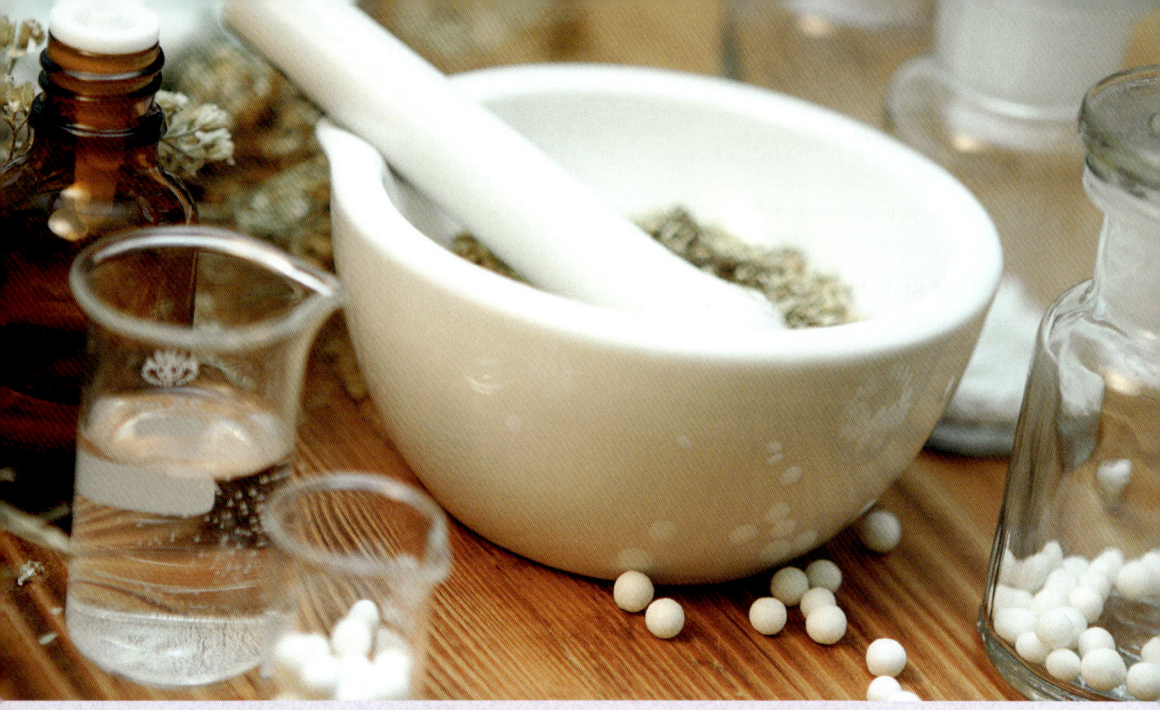

# HOMÖOPATHIKA:
# GEZIELTE HEILENDE REIZE

In diesem Abschnitt finden Sie die wichtigsten der über 1 000 homöopathischen Mittel
von A–Z sowie ihre Anwendungsbereiche.

## Das richtige Mittel auswählen

Ich möchte Sie herzlich einladen zum Quer-
lesen und »Schmökern« in den homöopathischen Arzneimittelsteckbriefen – sicher
werden Sie sich in einigen Beschreibungen
mit Ihren Beschwerden und Schwachstellen
wiederfinden. Da es jedoch erheblich mehr
Mittel sind als im Abschnitt zuvor bei den
39 Bach-Blüten, empfehle ich Ihnen bei
konkreten Beschwerden, diese gezielt nach-
zuschlagen. Dazu dient Ihnen zum einen
das Stichwortregister ab Seite 141, zum anderen das alphabetisch sortierte Beschwerdenkapitel ab Seite 103. Dort gelangen Sie
schnell zum richtigen Mittel.

# Dosierung und Einnahme

Die Einnahme von homöopathischen Mitteln bei Beschwerden ist sehr einfach, und Sie können sie gleich umsetzen, wenn Sie die folgenden Grundregeln beherzigen.

## Wie wird die Potenz gewählt?

Bei der Auswahl der verschiedenen Potenzen gibt es eine einfache Grundregel, die sich in meiner praktischen Arbeit bewährt hat und nach der ich auch die bei den Mitteln angegebenen Potenzen gewählt habe:

- Bei akuten Beschwerden und Organstörungen kommen die Mittel von der Urtinktur bis zur Potenz D6 zur Anwendung.
- Bei wiederkehrenden funktionellen Störungen wie zum Beispiel nervösen Magen-Darm-Beschwerden sind die D12 bis D15 besser geeignet.
- Bei personotropen Behandlungen (siehe Seite 23) haben sich Hochpotenzen bewährt: D30 oder C30 bis hin zur D200.

Für die Wahl der Potenz beziehungsweise Verdünnung gilt außerdem: Je ähnlicher das Mittel dem Krankheitsbild ist, desto höher sollte die Potenz sein, die gewählt wird.

## Die Wirkung beobachten

Die alten homöopathischen Ärzte und Hahnemann selbst haben ihren Patienten nach der ersten Gabe erst dann eine weitere verabreicht, wenn die Heilung beziehungsweise Besserung der Symptome stagnierte. Dieses Vorgehen wende ich bei Kindern an, die in der Regel sehr gut auf Hochpotenzen reagieren. Bei Erwachsenen erwies sich diese Dosierung nicht immer als erfolgreich. Deshalb lasse ich höhere Potenzen in kürzeren Abständen einnehmen. Sind die Beschwerden ausgeheilt, wird die Einnahme beendet.

Bei einsetzender Besserung sollten die Intervalle zwischen den Einnahmen verlängert werden. Also zum Beispiel bei Hochpotenzen statt einmal wöchentlich nun einmal alle zwei Wochen.

## INFO

### DOSIERUNG

1 Gabe bedeutet bei flüssigen Mitteln 5 – 10 Tropfen, bei Tabletten 1 und bei Globuli 5 – 10 Stück.

Bei akuten Beschwerden: Urtinktur bis D6/D8 3- bis 6-mal täglich 1 Gabe. Bei sehr heftigen Beschwerden nehmen Sie anfangs, z. B. in der ersten Stunde, viertelstündlich 1 Gabe, bis die Symptome nachlassen.

Bei längerfristigen Beschwerden: D12 bis D15 2-mal wöchentlich, Hochpotenzen D30 und C30 1- bis 2-mal wöchentlich, D200 und höher 1-mal monatlich 1 Gabe.

Für ein Konstitutionsmittel gilt eine besondere Einnahmeform, Sie finden sie auf Seite 58.

### WAS TUN BEI ERSTREAKTIONEN?

Manche Mittel, vor allem wenn sie sehr passend gewählt sind, aber in zu niedriger Potenz, können Erstreaktionen verursachen, also eine vorübergehende Verschlimmerung der behandelten Symptome. Setzen Sie in so einem Fall das Mittel zunächst sofort ab. Ist die Erstreaktion abgeklungen, nehmen Sie die nächsthöhere Potenz. Wurde beispielsweise als Erstmittel eine C12 eingesetzt, wäre das Folgemittel eine C30.

## Die Konstitutionsbehandlung

Sollten in einem Mittelsteckbrief mehr als fünf bis acht Hinweise auf Sie zutreffen, kommt das Mittel für eine Konstitutionsbehandlung infrage. Diese erfasst alle Ihre »Sollbruchstellen«, Eigenheiten und Wesensmerkmale und wirkt auch auf die Seele. Sie schließt aber prompt wirkende »akute« Einzelmittel in der Homöopathie nicht aus. Je mehr Merkmale in der Mittelbeschreibung auf Sie zutreffen, desto größer ist die Chance, dass damit Ihre Konstitution, also Ihr ganzes Wesen, Ihre Veranlagung, Ihre individuellen Beschwerden, erfasst wird.

### DIE RICHTIGE DOSIERUNG DES KONSTITUTIONSMITTELS

Konstitutionell wirksame Potenzen sind die C30, auch die C200 – wenn die Merkmale sehr gut auf Sie zutreffen. Sollten Sie sich für eine C30-Potenz entschieden haben (die in der Regel übliche Potenz), genügt eine Gabe alle vier Wochen. Eine C30 kann vier Wochen benötigen, um spürbar zu wirken. Nach Dr. Arthur Lutze, den Sie auf Seite 21 kennengelernt haben, empfehle ich die folgende Dosierung: Lösen Sie zehn Globuli oder Tropfen in einem Glas abgekochtem Wasser und trinken dieses im Laufe des Tages. Sollten Sie eine höhere Potenz gewählt haben, verfahren Sie genauso.

## Was stört die Behandlung?

Samuel Hahnemann hat verschiedene Genuss- und Lebensmittel genannt, die eine homöopathische Behandlung stören. Dazu zählen Gewürze, Kaffee, mentholhaltige Produkte wie Öle, Bonbons und Zahnpasten sowie Präparate, die Kampfer enthalten. Heute streiten die Homöopathen, ob ein Verzicht in jedem Fall geboten ist. Zumindest Menthol sollten Sie während der Behandlung meiden und die Mittel versetzt zu den genannten Stoffen, nicht zu den Mahlzeiten und nicht beim Rauchen einnehmen.

# Die wichtigsten homöopathischen Mittel

Bei den in den Steckbriefen halbfett hervorgehobenen Beschwerden hat sich das jeweilige Mittel besonders bewährt. Die mit * gekennzeichneten Mittel haben einen sehr großen Anwendungsbereich, es sind die auf Seite 20 beschriebenen Polychreste oder Kardinalmittel, die oft auch Konstitutionsmittel sind. *Kursiv gesetzte* Symptome sind außergewöhnlich und selten.

## Abrotanum (Eberraute)

**Potenz:** D3, D6, D12; auch erhältlich als Abrotanum Salbe N®. **Appetitlosigkeit der Kinder**, Nabelkoliken, **Magen- und Darmschwäche**, Magenschmerzen, nachts. Abmagerung trotz Appetit. Wachstumsstörungen. Nasenbluten in der Entwicklung. Rheumatisch bedingte Schmerzen im Herzbereich (zusammen mit Rheuma); Gichtknoten an den Händen. Hämorrhoiden mit Blutungen. Juckende Frostbeulen (äußerlich auftragen). **Rosacea** (Kupferfinnen, D3).

## Aconitum napellus (Blauer Eisenhut)

**Potenz:** D4–D6 (bei Blutgefäßleiden), D10–D15 (bei Nervenleiden), C30 bei Kindern. Das Mittel bei allen Krankheiten mit trockener Hitze, schnellem Atem, vollem Puls, Unruhe und Angst. Akut ansteigendes Fieber bei Erkältungen. Zahnungsbeschwerden; Zahnschmerzen. **Unruhe mit Angstgefühl, Aufregung. Folgen von Ärger und Schreck.** Bohrende Kopfschmerzen. Alle akuten Entzündungen. Asthma, Lungenentzündung, trockener, oft nächtlicher Husten. **Krupphusten, Pseudokrupp. Kurzer, schneller Atem. Erkältungsfieber. Schlafstörungen** mit Herzangst, **Herzklopfen**, beschleunigter Pulsschlag, **Blutandrang zum Kopf, Blutwallungen, Hitzegefühl, Frostgefühl** (auch wechselnd). Trigeminusneuralgie (kribbelnde Gesichtsschmerzen), **Sonnenstich.** Schluckbeschwerden, Magen- und Darmentzündungen, Leberentzündungen. Kinderdurchfälle (gelblich). **Masern. Heftiges Gliederreißen mit Zerschlagenheitsgefühl. Schwindel, Ohnmachtsanfälle. Ängstlicher Harndrang. Starker Durst.**

Aconitum ist höchst bewährt bei hitzigen, stürmischen Beschwerden.

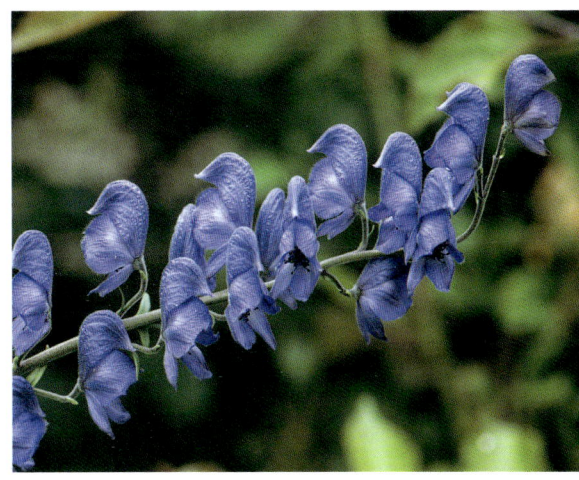

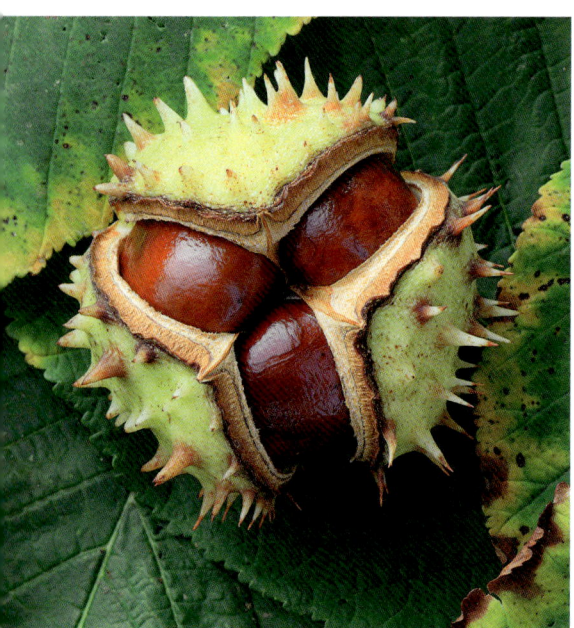

Kastanien eignen sich nicht nur zum Basteln, sondern sind auch ein erprobtes Heilmittel.

## Aesculus hippocastanum (Rosskastanie)

**Potenz:** D2, D3. **Hämorrhoiden** mit Verstopfung, trockener Stuhl. Stauungen im kleinen Becken, **Krampfadern**, Klopfgefühl im Unterleib, Kreuzschwäche. Raue, heisere Stimme, Halsbrennen, wandernde Muskel- und Gelenkschmerzen.

## Agaricus muscarius (Fliegenpilz)

**Potenz:** D6. **Gliederreißen, besser durch Bewegung**. Große Schwäche und Erschöpfung, Schlaflosigkeit, Schläfrigkeit, Wortverwechslungen. Gliederzittern (z. B. bei Alko-

holikern), Epilepsie, Nervosität, Jucken und Brennen der Haut, Frostbeulen, hirsekornartige Hautausschläge. Jucken der Finger, Zehen. Röte der Ohren. Kurz-, Trübsichtigkeit, »Mückensehen« (mouches volantes). Über Kreuz auftretende Beschwerden.

## Agnus castus (Mönchspfeffer, Keuschlamm)

**Potenz:** Urtinktur. Unfruchtbarkeit sowie sexuelle Unlust bei Frauen, Hormonstörungen, Hodengeschwulst, Impotenz, Samenfluss. **Milchmangel der Stillenden**, hysterische Zustände, große Traurigkeit sowie Schlafsucht.

## Allium cepa, Cepa (Küchenzwiebel)

**Potenz:** D2–D6. Folgen von Durchnässung, kaltem Wind wie Katarrhe, Neuralgien im Gesicht. Blähungen. Folgen von kalten Speisen. Koliken nach Salat, Gurken. Glieder- und Gelenkschmerzen nach nassen Füßen. Nagelumlauf. Kahle Stellen auf dem Kopf. Schnupfen (mit brennendem Sekret) und Katarrh mit Augentränen (Tränen brennen), Lichtempfindlichkeit. Schwerhörigkeit, Ohrensausen, Tubenkatarrh, Mittelohrentzündung, Halsschmerzen, Husten. Grippe mit Fieber. Schmerzen an Amputationsstellen. Nieren- und Blasenbeschwerden alter Menschen. Morgendliche Durchfälle. **Beschwerden erst oben rechts, dann links, dann unten links, dann rechts.**

## Alumina, Aluminium metallicum (Aluminiumoxid)*

**Potenz:** D8, D12. Trockene Schleimhäute und Haut. Muskuläre Lähmungserscheinungen. Beschwerden zu Beginn der Wechseljahre. Generell chronische Beschwerden, Frostgefühl mit heißen, roten Wangen, Gliederzittern, Gefühl von Zusammenschnüren innerer Organe. Juckreiz am Körper, brennende, tränende Augen. Wunde Nasenlöcher, verstopfte Nase, Zahnschmerz beim Kauen, Ziehen in den Zähnen, Zahnfleischbluten. Häufige Halsschmerzen, rauer Hals, Husten mit Auswurf (schlimmer morgens), erschwerte Atmung, trockener Husten. Herzklopfen (mit unregelmäßigem Herzschlag). Aufstoßen, Sprechen erregt Husten, Brustbeklemmung, Beschwerden nach Milchgenuss, Verstopfung (meist bei Schwangeren), trockener Stuhl, Afterjucken. Trockene, ausfallende Haare. Ausfluss. Ameisenlaufen, Einschlafen der Glieder.

## Ambra grisea (Grauer Amber vom Pottwal)

**Potenz:** D2, D3. **Beschwerden im hohen Alter,** vorzeitiges Altern, Nervenschwäche, Vergesslichkeit, Unruhe, Einschlafen der Glieder, Schläfrigkeit, unruhiger Schlaf. Schmerzen der Kopfhaut. Sehstörungen, verstopfte Nase, Ohrensausen, Schwerhörigkeit, Hämorrhoiden mit Afterjucken. Brennen in der Harnröhre. Nachts Taubheitsgefühl in Händen, Beinen. Nervöser Magen.

Menstruationsstörungen, Verlegenheitshusten, Krampfhusten mit Aufstoßen, Kältegefühl im Bauch. Krampfadern. Kalte Füße, Schmerz der Fußsohlen beim Gehen, brennende Füße. **Schwäche durch Sprechen.** Juckreiz und Brennen der Haut.

## Antimonium crudum (Schwarzer Spießglanz, Schwefelantimon)*

**Potenz:** D3, D6, C30. Weiß belegte Zunge, Magenschleimhautentzündung, **Magendruck durch üppige Speisen.** Colitis ulcerosa. Sommersprossen, Hornhaut. Erschöpfung, Tagesschläfrigkeit, Gliedersteifheit, Schwellung von Insektenstich. **Hämorrhoiden,** Afterrisse; trocken-schorfige Nase. Gebärmuttervorfall, scharfer Ausfluss, Fettsucht, Abmagerung, Leberbeschwerden, Wundheit, Ausschlag um den Mund, generell Hautbeschwerden.

Das silbrig schimmernde Halbmetall Antimon hilft unter anderem besonders der Haut.

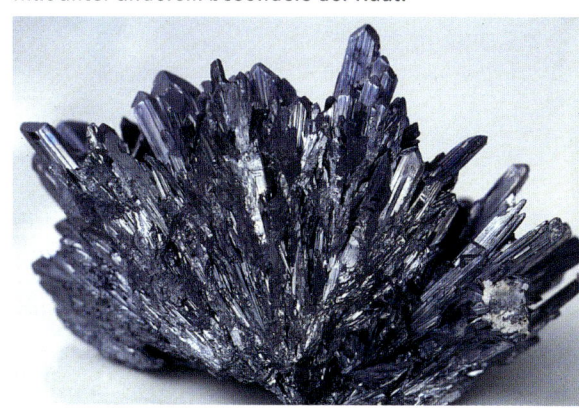

## Apis mellifica (Honigbiene)

**Potenz:** D3, D4, D12. Hautschwellungen (Ödeme), entzündlich gerötet mit stechenden Schmerzen und Hitze. Rachenschwellung mit Entzündung der Schleimhaut. Schluckbeschwerden, geschwollenes Zäpfchen, geschwollene Halslymphknoten. Entzündliche Gelenkschwellungen, generell brennende und stechende Schmerzen. Insektenstichallergien. Nervosität, Ruhelosigkeit, Erschöpfung, plötzliche Schwäche, berührungsempfindlich. Traurig, ärgerlich. Verstopfte Nase, bohrendes Kopfweh. Nesselsucht, Zysten. Furunkel, Taubheitsgefühl der Finger. **Schlimmer durch Wärme, abends und in geschlossenen Räumen.**

## Argentum nitricum (Höllenstein, Silbernitrat)

**Potenz:** D12, C30. Schwäche, Zittern, Hast. Herzklopfen, Herzkrämpfe, Herzenge, auch nervlich bedingt. Schwindel, Unruhe, gealtertes Aussehen, Verlangen nach Süßem, obwohl unverträglich. Magenschleimhautentzündung, Zwölffingerdarmgeschwür, Magengeschwür, Blähungen, aufgetriebener Leib. Durchfall, auch übelriechend (z. B. bei Aufregung). Blasen-/Harnleiterentzündung. Platzangst, Angst, unheilbar krank zu sein. Kopfschmerzen, Phobien, Lampenfieber, Heiserkeit (chronische) mit Kitzelhusten. **Hartnäckige, linksseitige Migräne.**

## Arnica montana (Arnika, Bergwohlverleih)

**Potenz:** Urtinktur, D4, D6, D12, auch als Arnica Salbe N®. Bluterguss, innere und äußere Verletzungen durch Schlag, Stoß, Schnitt, Quetschung. Operationsfolgen (auch vorbeugend), Durchblutungsstörungen, Schwäche des Nervensystems. Nervenverletzung, Gehirnerschütterung, Folgen eines Schlaganfalls. Blutungen aller Art. Nach einem Blutverlust. Zu starke Regelblutung, Krampfadern, Blutandrang zum Kopf. Gerstenkorn, Augenlidentzündung, Wundliegen. Insektenstich, Verbrennung, Zerschlagenheitsgefühl. Schmerzen in Gliedern / Gelenken. Schmerzen, Zerrung, Dehnung der Muskeln nach Anstrengung. Seitenstechen. Migräne (periodisch). Husten nach Anstrengung / herzbedingt, Wundheit in der Brust; Herzbeklemmung, -vergrößerung. Herzklopfen, Herzmuskelentartung. Keuchhusten, Lungen-/ Rippenfellentzündung; faulig riechender Stuhl. Zahnschmerzen (rheumatisch), Alkoholsucht.

## Arsenicum album (Weißes Arsenik)

**Potenz:** D6, D12. Nicht zu Beginn von Beschwerden. Das Mittel für brünette, jüngere Frauen, erschöpfte und nervöse Personen. Lähmungen, **Kräfteverfall; große Schwäche, Kollaps.** Neigung zu Katarrh, Herpesbläschen und Hautausschlägen. Beschwerden nach Magenverstimmung; nach körperlicher Anstrengung. Magenschmerzen, heftigste Bauchschmerzen. Durchfall (nachts, morgens) mit Krämpfen; wässrig, mit Brennen am After. Reizbarkeit, Angst, Unruhe. Beschwerden durch Jodüberfluss, nach Wein, Cognac, Speiseeis. Krebsartige Hautgeschwüre. Abmagerung, eingefallenes, fahles Gesicht, Augenringe. Trockene Haut, punktförmige Hautblutungen (Petechien). Fließschnupfen, brennendes Sekret. Grippe. Unterleibsentzündung, heftige Migräne, Mutterblutfluss (Blutung nach der Entbindung), Hautschwellungen (Ödeme). Herzkrämpfe, Herzklopfen mit Angst. Asthma. Gedächtnisschwäche, Epilepsie, schnelles Sinken der Kräfte. **Brennende Schmerzen.**

## Aurum metallicum (Gold)*

**Potenz:** D3, D4. Das Mittel passt am besten, wenn auch die genannten Gemütssymptome vorhanden sind! Bei Quecksilberbelastung. Schwermut, vor allem bei alten Menschen. Streitsucht, Mürrischsein, Jähzorn. Todessehnsucht, Selbstmordgedanken. Organsenkungen, **Bruchleiden ( Leistenbruch), Ge-**bärmuttervorfall. Schleimhautpolypen (Nase, Darm). Nächtliche starke Kopfschmerzen. Knochenfraß. **Nächtliche Knochenschmerzen.** Ohrensausen, Geräuschempfindlichkeit. Herzneurosen sowie Herzklopfen, hoher Blutdruck, Arterienverkalkung. Völlegefühl in der Lebergegend. Depressionen während der Regel, im Klimakterium. Eierstockentzündung, empfindliche Vagina, Hodengeschwulst. Lupus.

## Avena sativa (Grüner Hafer)

**Potenz:** Urtinktur. Schilddrüsenüberfunktion, Unruhe, Nervenschwäche aufgrund geschlechtlicher Probleme bzw. Ursache. Appetitlosigkeit, nervöses Herzklopfen, Herzneurose. Schlaflosigkeit. Nervenschwäche nach geistiger Überanstrengung.

**Das homöopathische Mittel aus dem Grünen Hafer ist der reinste Nervenbalsam.**

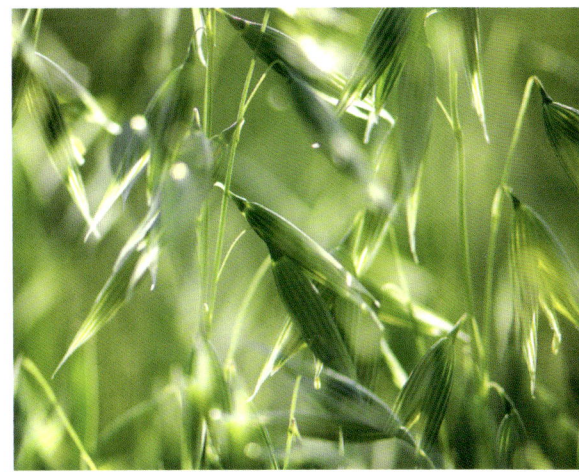

## Barium carbonicum (Bariumkarbonat)*

**Potenz:** D4, D6, D12; C30 als Konstitutionsmittel. Halsschmerzen, Hals- und Mandelentzündungen (besonders Kinder und alte Menschen). **Beschwerden im hohen Alter.** Heiserkeit, Stimmverlust, Altershusten. Verschleimung, Lungenschwäche im Alter. Katarrhe. Kitzelhusten (nachts). Allgemeine Schwäche (Körper, Psyche). Bluthochdruck, Arteriosklerose, Herzschwäche. Lähmungen, auch schlaganfallbedingt. Kopfschmerzen (über Augen und Hinterkopf), Ameisenlaufen der Kopfhaut. Ohrensausen, Schwerhörigkeit; Krachen in den Ohren beim Schnäuzen. Nasenbluten, chronischer Schnupfen. Altersjuckreiz. **Sexuelle Schwäche bei Männern/Unlust bei Frauen.** Magenschwäche, -druck. Vergesslichkeit. Lidrandentzündung. Neigung zu Gersten-/Hagelkorn. Einschlafende Glieder. Lipome, Warzen, Juckreiz nachts. **Nässende Kopfhautekzeme, Ausschläge im Gesicht. Starker Haarausfall,** erblich bedingter Haarausfall. **Ausschlag an den Ohren. Schorf unter der Nase.** Fußschweiß bei kalten Füßen. Schwielen, Schmerzen der Fußsohlen. Schnarchen. Ängstlichkeit, Traurigkeit. Schlafstörungen. **Verhärtete Lymphknoten.**

## Belladonna (Tollkirsche)*

**Potenz:** D4, D6, C30. **Schwindel. Meningitis.** Akute fieberhafte Erkrankungen, Blutandrang zum Kopf, Gesichtsrötung. Generell Entzündungen (mit heißer, trockener und roter Haut, Unruhe). **Sehschwäche,** Doppeltsehen, Nachtblindheit. **Krampfhusten.** Klopfende Kopfschmerzen, heisere Stimme. Empfindlich gegen Licht, Sonne, Geräusche. Nervliche Erregung, **Herzklopfen, Schlaganfall.** Krämpfe, Zuckungen, Schwindel mit **Blutandrang, Epilepsie,** Stirnkopfschmerz, Migräne. **Krämpfe in der Brust;** Sonnenstich. Ohr- und Zahnschmerzen, Sprachstörungen, Stottern. Nasenbluten (bei Kindern). Koliken bei Kindern. Gallensteinkolik. Krämpfe bei der Menstruation. **Gebärmutterentzündung.** Drohende Fehlgeburt, fehlende Wehen, Brustdrüsenentzündung. Bettnässen. Kniegelenksentzündung, kribbelnde Glieder. Gesichtsschmerzen. **Heiße, rote Schwellungen.** Kinderkrankheiten wie Masern, Grippe, Mandel-/Rachenentzündung, Mumps. **Scharlach mit Fieber,** Scharlachfolgen. **Verhärtete Lymphknoten.**

## Bismutum subnitricum (Basisches Wismutnitrat)

**Potenz:** D2, D3. Nervöse Magen- und Darmstörungen, wie verdorbener Magen, Bauchgrimmen, Appetitlosigkeit und großer Appetit, Magenschwäche, Sodbrennen, Magenkrämpfe. Völlegefühl nach dem Essen. Bitterer Geschmack, Erbrechen nach dem Essen, Magengeschwüre, Blähungen, Unzufriedenheit, Verdrießlichkeit. Schwindel, Schweregefühl im Kopf.

## Bryonia (Zaunrübe)

**Potenz:** D4, D6. Gut geeignet bei cholerischem Temperament. Hartnäckige Verstopfung (meist Frauen). Bitterer Geschmack im Mund. Magendrücken beim Gehen. Durchfall und Verstopfung wechseln. Durchfall nach Erkältung, Aufregung. Beginnende Blinddarmentzündung. Kinderkrankheiten. Leberbeschwerden. *Rippennervenneuralgie.* Reißende Gelenkschmerzen mit Schwellung, besser durch Liegen auf der kranken Stelle. Rheumatische Gliederschmerzen, **rötliche Gelenkentzündungen.** Symptome rechts. Beschwerden durch Wind, Sonne, Kälte. Generell Entzündungen, Fieber. Hautausschläge (Friesel), saurer Schweiß. Müde am Tag, Schlafstörungen vor Mitternacht. Akute Bronchitis mit Reizhusten, zähem Auswurf. **Rippenfellentzündung, Lungenentzündung. Trockener Husten mit Bruststechen.** Beschwerden nach Erkältung. Klopfender Kopfschmerz, Migräne. Wackelnde Zähne. **Zahnschmerzen durch warme Speisen, Kauen.** Reizbar, **Nasenbluten.**

## Cactus grandiflorus (Königin der Nacht)

**Potenz:** D2, D3. **Herzdruck, -angst, -brennen, -stechen, akuter Herzschmerz,** Herzklopfen. Herzmuskel-, Herzbeutelentzündung mit trockenem Husten. Akute und chronische Herzleiden. Arteriosklerose; rheumatische Herzbeschwerden, Herzvergrößerung. Hoher Blutdruck, Gefühl von

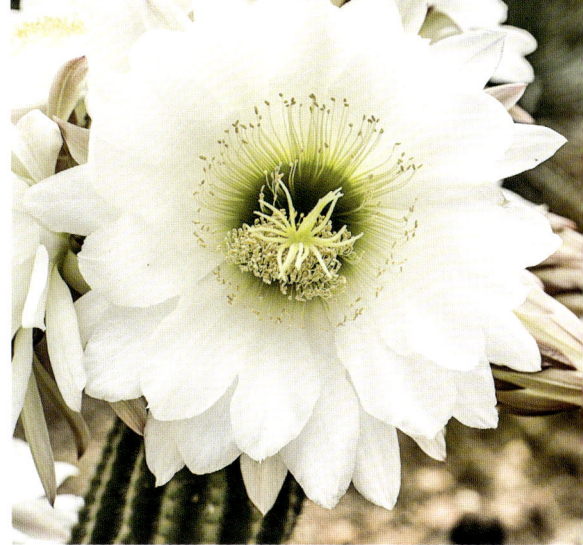

Die Königin der Nacht hilft besonders unserem königlichen Organ, dem Herzen.

Einschnüren innerer Organe. Traurig, reizbar, mürrisch, sehr schwach. Schlaflos mit pulsierenden Herz- und Schläfenarterien. Schwindel durch Blutandrang, Angstzustände. Gelenk- und Muskelrheuma, Leberschwellung, Gesichtsschmerzen, Migräne (rechts). Starkes Nasenbluten, Atemprobleme, **Harnverhalt.** Schmerzhafte Regel mit Schwäche. Hämorrhoiden mit Blutungen. Ohren-, Augenentzündung nach Erkältung.

## Calcium carbonicum (Kalziumkarbonat aus Austernschalen)*

**Potenz:** D3, D12, C30. Aufgeschwemmt. Neigung zu Schnupfen, Erkältung. Durchfälle. Schwammige, phlegmatische Personen. Zu früh einsetzende Regel. Schwere Zahnung bei Kindern, Entwicklungsstörungen, spätes Gehen- und Sprechenlernen, träge, müde. Lidrandentzündung. Kopfweh bei Erschöpfung, Schulkopfweh. Senkfuß, kalte, feuchte Hände. Wenig Appetit. Traurig, unruhig, ängstlich, weinerlich, Nerven- und Muskelschwäche, Gedächtnisstörungen, Lymphdrüsen-, Knochenerkrankungen. Eher bei chronischen Beschwerden. **Knochenerkrankungen**, -entzündungen, Knochenauswüchse wie Fersensporn; Überbein, Knochenerweichung, **Knochenfraß (Ostitis)**. Gichtknoten, Beschwerden durch Nässe. **Fettsucht.** Nässende Ausschläge (z. B. Milchschorf), Neigung zu Hautausschlägen. Fisteln. Milchallergie. Nesselsucht. **Nässende und trockene infektiöse Hautausschläge (Flechten). Lymphknotenverhärtung nach Erkältungskrankheiten.** Rückenschmerzen. Kältegefühl am Kopf. Kopf-, Handschweiß. Stockschnupfen mit Niesen. Nasenpolypen. Geruchsstörungen. Schwerhörigkeit. Ohrensausen, Ohrentzündungen, Tubenkatarrh. Magendruck und -krämpfe. Chronische Durchfälle, Sommerdurchfall und **sauer riechende Durchfälle der Kinder.** Hartnäckige Verstopfung. Gallensteine. Ziehende, klopfende Zahnschmerzen. **Herzklopfen mit Kältegefühl.** Regel zu früh, zu spät. **Ausfluss vor der Regel.** Milchmangel bei Stillenden. **Zahnschmerzen bei Schwangeren mit Blutandrang zum Kopf.** Sexuelle Schwäche bei Männern. Morbus Raynaud (Gefäßkrämpfe). Krampfartige Schmerzen. Verlangen nach Süßem, Eiern. Müde, träge. Bronchitis. **Epilepsie. Schilddrüsenkropf.**

## Calendula officinalis (Ringelblume)

**Potenz:** Urtinktur, D1, D3; Calendula extern® (äußerlich, 1:10 mit Wasser verdünnen). Fördert generell Wundheilung und Narbenbildung. **Tiefe, zerrissene Wunden.** Nach Operationen; wenn Wunde nicht verheilt. Blutungen (äußere, innere), eiternde Wunden. Blutvergiftung (zusammen mit Aconitum). Geschwüre. Verhärtete Brustdrüsen, offene Beine (Krampfadergeschwüre). Ekzem, Nagelumlauf. Verletzungen nach der Entbindung. Kopfschmerzen nach Verletzungen. Schrundige, rissige Hände durch Kälte, Verletzungen durch Druck, Reiben (Calendula-Salbe!). Wundliegen. Augenentzündung nach Verletzung.

## Camphora (Kampfer); Camphora rubini®, DHU

**Potenz:** D1, D3, C30. **Wichtig:** Hebt die Wirkung anderer Homöopathika auf, nicht zusammen mit anderen einnehmen! Bei akuten Beschwerden anfangs häufige Gaben verabreichen (alle 5 – 10 Minuten 5 Tropfen auf Zucker). Äußerlich als Einreibung (Kampferspiritus), z. B. bei Insektenstich. Blutvergiftung, Vergiftungen. Schwäche, Versagen der Lebenskraft. Nervöse Aufregung, Schlaflosigkeit. Weinerlichkeit und Heiterkeit wechseln. Kälteempfindlich. Beschwerden durch Erkältung wie Kopfweh, Zahnschmerz. Fieber. Akute, plötzlich auftretende Krankheiten wie Grippe, Influenza und andere Infektionskrankheiten, **Darminfektionen**. Gesichtskrämpfe, Krämpfe der Arme, Zittern der Hände, Wadenkrämpfe (bei Infektionskrankheiten). Gesichtsblässe, Angst, Brennen in Magen, Rachen. Großer Durst, Brechreiz, Schwindel, Magendruck. Katarrh mit Kopfweh. Durchfall mit Koliken. Impotenz, übermäßiger Geschlechtstrieb. Kopfschmerzen im Hinterkopf. Harnverhalt, Harndrang. Beschwerden durch Wetterwechsel und Bewegung.

## Cantharis (Spanische Fliege)

**Potenz:** D6, D12. Harnverhalt mit krampfhaften Blasenschmerzen. **Harntröpfeln und oft vergeblicher Harndrang**, **brennende Schmerzen** beim Wasserlassen, Harnwegs- und **Blasenentzündung**. **Blutbeimengung im Urin**. Entzündungen der Geschlechtsorgane. Nierenschmerzen, Nierenentzündung. Nierenkoliken. Brennende Schmerzen in den inneren Organen. Wutanfälle. Schluckbeschwerden. Halsschmerzen mit Brennen. Brennender Ausfluss bei der Frau. Menstruation verfrüht, stark, mit schwärzlichem Blut. Starke Durchfälle mit Schleimbeimengungen und Brennen am After. Erysipel (Wundrose). Verbrennungen 1. oder 2. Grades (äußerlich anwenden, 1:10 mit Wasser verdünnt). Feuchte Rippenfellentzündung. Scheidenentzündung. Weibliche Unfruchtbarkeit, sexuelle Unlust oder aber übermäßige Lust, nächtliche Erregung. Bläschenausschlag mit Brennen.

## Capsicum annuum (Spanischer Pfeffer)

**Potenz:** D3, D12. Erschöpfung bei Kindern, Senioren. Hautentzündungen, Ausschläge im Gesicht. Schlechte Laune, ärgerlich, schreckhaft. Schwindel (wie betrunken). Schmerzen, Steifheit in Knien, Füßen. Fieber, Frostgefühl nach Trinken. Zerspringendes Kopfweh, auch halbseitig; klopfendes Kopfweh mit Brechreiz und Übelkeit. Gesichtsröte, -schmerzen, Schmerzen in den Jochbeinen. Ohrenschmerzen, Sehstörungen. Mittelohrentzündung. Aufgesprungene Lippen mit Schmerzen, Herpesausschlag. Zahnschmerzen. Mundfäule. Husten mit Schleimauswurf (nachts, abends), Rachenentzündung, **Scheu vor Bewegung**. Heimweh. **Schleimig-blutige Durchfälle**.

Die Chilischote stärkt homöopathisch die Lebenskraft und lindert heftige Beschwerden.

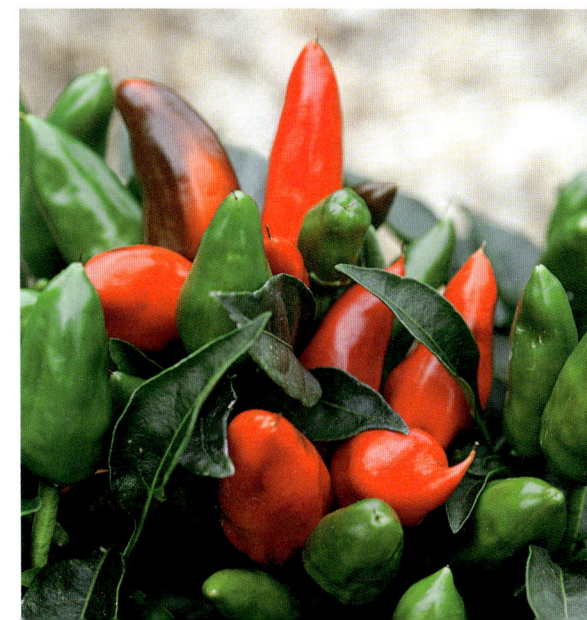

## Carbo vegetabilis (Holzkohle)

**Potenz:** D3, D6, D12, C30. Das Mittel wirkt vorwiegend auf den Magen-Darm-Trakt. Brennende Schmerzen in den Gliedern. Rheuma. Einschlafen der Glieder. Zerschlagenheitsgefühl am Morgen. Schwerhörigkeit. Beschwerden nach Masern. Husten mit Wundschmerz. Beschwerden nach fetten Speisen. Akute Magenschleimhautentzündung (D3), Magenkrämpfe. **Brennen im Magen.** Blähungen nach dem Essen. Winde, Roemheldsyndrom, Schwäche. Hämorrhoiden mit Verstopfung, Blutung und **Brennen.** Erschöpfungszustände, erhöhte Reizbarkeit und Empfindlichkeit der Hautnerven. Hysterie, Hypochondrie, Venenstauung, Herzangst, Kälte. **Lockerung der Zähne.** Bei Krankheiten, die mit Angst, Gereiztheit, Schreckhaftigkeit, Ärgerlichkeit einhergehen. Nagelumlauf. Nahrungsmittelallergien. Schwäche und Lähmung mit Verdauungsstörungen. **Verdauungsschwäche und Beschwerden nach dem Essen.** Durchfall und Verstopfung im Wechsel. Schweißneigung. Beschwerden durch Quecksilberbelastung. Zahnfleischbluten. Schwäche bei akuten Erkrankungen. Hautausschläge, Kollapsneigung. Schmerzhafte Kopfhaut, Kopfschmerzen mit Übelkeit. Leberleiden. Nasenbluten und andere Organblutungen. Krampfadern, Thrombose. **Übelriechende Menstruation.** Heftiger Schnupfen mit Husten, Heiserkeit (bis zur Stimmlosigkeit). Asthma (Herzasthma, älterer Menschen). Krampfhusten, auch mit Würgen, Schleimerbrechen. Übelriechender Fußschweiß. Verlangen nach frischer Luft. Kollapsneigung. **Gutartige Geschwülste (Adenome) der Schleimhäute und Organe.**

## Carduus marianus (Mariendistel)

**Potenz:** D1, D3. Leberschwellung, Leberbeschwerden, Leberdruck, Leberstechen; Gelbsucht mit Kopfschmerzen. Weiß belegte Zunge mit roten Rändern und Zahneindrücken. Hämorrhoiden. Darmträgheit. Stuhl trocken, gelblich, auch breiig. Bitterer Geschmack im Mund, Gallenstau, Gallensteine, Gallensteinkolik und zur Verhütung von Gallensteinen. Übelkeit, Völlegefühl, Schwindelgefühle, Erbrechen (sauer, grünlich). Hautjucken. Krampfadern, Unterschenkelgeschwüre.

## Caulophyllum thalictroides (Frauenwurzel)

**Potenz:** D2–D6. Ein wichtiges Frauenmittel. Menstruationskrämpfe, Eierstockschwäche, Krampfwehen (Muttermund öffnet sich zu wenig). »Unechte« Wehen, schwache Nachwehen. Drohende Fehlgeburt. Gebärmutterblutungen. Ausfluss. Rheuma der kleinen Gelenke bei Eierstockschwäche, Gelenkentzündungen (Finger-, Knie-, Handgelenke). Gelbe Flecken im Gesicht (leberbedingt). Magenschwäche. Steife Rücken- und Nackenmuskeln. Kopfschmerzen (wie Neuralgien) der Stirn.

## Causticum (Ätzstoff)

**Potenz:** D6–D12 Unruhe. Kältegefühl, Schwitzen. Reißen und Brennen in Gliedern, Gelenken, Zähnen, Knochen. Lähmung nach Schlaganfall, Sprachstörungen, Lidlähmung. Zuckungen, Epilepsie. Nässende Hautekzeme. Fingergeschwüre. Warzen im Gesicht; bei Kindern. Leberflecke. Verlangen nach Geräuchertem, Abneigung gegen Süßes. Taubheit, Augenbeschwerden, Sehstörungen. Zuckungen, Juckreiz, Brennen. Grauer Star (nach Sulfur einnehmen). Grippe mit Heiserkeit, Kitzelhusten. Rauer Hals mit Brennen und Hustenreiz. Hartnäckige Heiserkeit. Stimmlosigkeit bei Rednern. Schleim im Hals. Verstopfung bei Kindern mit Bettnässen. Menstruationskrämpfe. Unwillkürlicher Harnabgang. Aufhören der Milchbildung bei Stillenden. Sexunlust bei Frauen. Verbrennung mit Blasenbildung (Tinktur als Umschlag), »wildes Fleisch«, Nagelgeschwür, eingewachsene Zehennägel.

## Chamomilla (Kamille)*

**Potenz:** D3–D6, C30. Nervenmittel; auch für Verdauungs-, Harn-, Atmungsorgane. Hauptkrampfmittel für Kinder und Frauen. Überempfindliche Sinnesorgane (auch nach Betäubungsmitteln), Beschwerden nach Ärger und Zorn. Grünlicher, wie gehackter Durchfall, der nach faulen Eiern riecht, z. B. bei zahnenden Kindern. Zahnungskrämpfe, Unruhe, Schreien ohne erkennbaren Grund. **Trockener Husten der Kinder in kurzen Stößen**, nachts schlimmer. **Rippen- und Brustfellentzündung mit Wasseransammlung in der Lunge. Zahnschmerzen nach Zugluft**, ziehender Schmerz zum Ohr. Heiserkeit, Rachenentzündung mit Fremdkörpergefühl, Räuspern, **Magenkrampf mit Druckgefühl, nach Ärger**. Krämpfe vor und während der Regel, dunkles Blut. Reizbarkeit, Überempfindlichkeit in der Schwangerschaft. Reizbar, wehklagend. Choleriker. Schmerzen, die nachts im Bett schlimmer sind. Rheumatische Schmerzen an Kopf, Ohren, Zähnen. Überempfindliches Nervensystem, große Aufregung. Zuckungen bei Kindern und Wöchnerinnen. Kindbettfieber. Krämpfe, Epilepsie, Ausbleiben der Milch bei Stillenden. Heiserkeit nach Erkältung. Trockener Erkältungshusten. Keuchhusten (Anfangsstadium). Wunde, schlecht heilende Haut (Kinder). Zahnweh nach Erkältung. Ohrenschmerzen. Gelbsucht. Als Tinktur äußerlich bei Eiterbildung. Lähmung/Schwäche im Oberschenkel, Ischias.

> In meinem Leben gab es zwei große Offenbarungen. Die eine war der Bebop, die andere die Homöopathie.
>
> DIZZY GILLESPIE

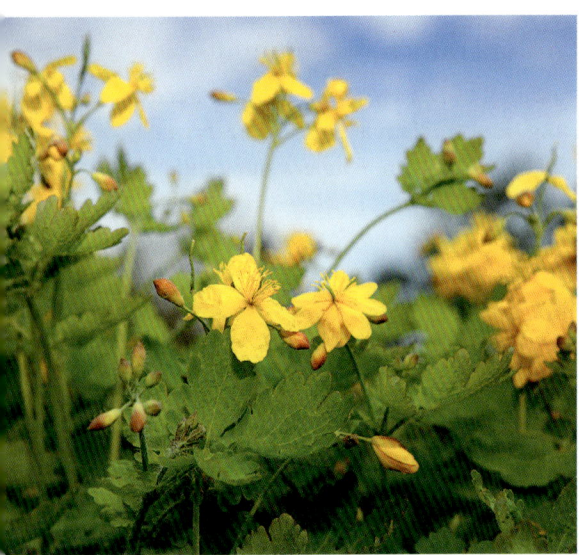

Das vom Wegesrand wohlbekannte Schöllkraut hilft vor allem Magen und Leber.

## Chelidonium majus (Schöllkraut)

**Potenz:** D4–D6, C30 äußerlich Chelidonium extern®, DHU. Übelkeit, Aufstoßen, Sodbrennen, Völlegefühl, Schmerz-, Druckgefühl im rechten Oberbauch. **Klopfen in der Lebergegend,** krampfartige Schmerzen. **Kneifen in der Nabelgegend**. Verschlimmernd wirkt Druck der Kleider. Magenschmerzen nach dem Essen besser. Schmerzen unter dem rechten Schulterblatt. Rheuma, Gicht. Ausschläge im Gesicht. Warzen.

## China (Chinarinde)

**Potenz:** Urtinktur, D1–D6; D12/C30. **Große Schwäche** bei Senioren, bei Alkoholikern. Impotenz. **Gliederschmerzen, schlimmer durch Berührung. Anämie. Ödeme.** Mutterblutfluss. Ausbleiben der Menstruation. **Durchfall mit Schwächegefühl.** Blähungskoliken, **Blähungen**. Gallensteine mit Schmerzen. Leber-, Milzleiden. Stinkende Winde, Durchfälle nach dem Essen. **Kopfweh bei Stillenden. Nächtliches Bettnässen schwacher Kinder**. Schwäche von Verdauungsorganen, Nerven- und Gefäßsystem, Harn-, Atmungsorganen, Milz. Hämorrhoiden, Schnupfen, Katarrh. Durchfälle. Oft periodische Beschwerden. Tagesschläfrigkeit, Einschlafstörungen wegen Denken. Fußschwellung. Nervöse Kopfschmerzen. **Migräne, periodische Kopfschmerzen** mit Schwindel, Hitze, Blutandrang.

## Cimicifuga racemosa (Traubensilberkerze, Frauenwurzel)

**Potenz:** D2–D12. *Gutes Frauenmittel.* **Weichteilrheuma.** Ischias. Regelbeschwerden mit Kopfweh. Schmerzende Eierstöcke. Gebärmutterblutungen. Sehr schmerzhafte Wehen, Hysterie bei der Entbindung. Kalter Schweiß, langsamer Puls. Zittern, Schwäche. Steifer Nacken nach Erkältung. Schlaflosigkeit. Periodisches, klopfendes Kopfweh. Sehschwäche. Fließschnupfen. Gereiztheit. Herzklopfen, Herzbeutelentzündung.

## Cina (Zitwersamen)

**Potenz:** D1–D3, C30 **Befall mit Spul- und Madenwürmern, mit Bauchschmerzen und Fieber. Zuckungen, Krämpfe** bei kleinen Kindern, die von Würmern befallen sind.

Harter Leib, Stuhlverstopfung. **Epilepsie, Anfälle vor allem nachts.** Keuchhusten. Bläuliche Verfärbung unter den Lidern. Gesichtsblässe. Bettnässen. Fließschnupfen mit Brennen in der Nase.

## Clematis recta (Waldrebe)

Potenz: D2, D3. **Gelenkrheuma nach Infektionskrankheiten. Gichtknoten an Fingergelenken. Krätzeartige Pusteln am ganzen Körper. Flechten, rötliche, nässende, juckende (in Bettwärme) Ausschläge.** Hartnäckige **Augenentzündung.** Harnröhrenverengung. Hodenschwellung, -verhärtung. Brustdrüsenverhärtung bei Frauen. **Verengung der Harnröhre.** Beschwerden durch Quecksilberbelastung. Verhärtung und Vergrößerung der Leistenlymphdrüsen.

## Cocculus (Kockelskörner)

Potenz: D6–D12. **Reiseübelkeit.** Seekrankheit. Übelkeit durch Schaukeln, Alkoholtrinken, Zigaretten. Speiseröhrenkrampf. Unterleibskrämpfe. Magenkrämpfe nach dem Essen. **Nervöse Magenschmerzen reizbarer Frauen. Erbrechen, schlimmer beim Aufrichten.** Halbseitige Lähmung, Taubheit der Glieder. Gliederkrämpfe. Erschöpfung bis zur Lähmung. Schwäche der Halsmuskeln, schwerer Kopf. Hysterie, Nervosität zu Beginn der Menstruation, bei Schwangeren. Kopfschmerzen in Hinterkopf und Nacken während der Menstruation und bei Schwangeren. Beschwerden durch Nachtarbeit.

## Coffea arabica (Kaffeebohne)

Potenz: D3–D6, C30. **Aufregung, Überreizung, Empfindlichkeit von Sinnesorganen** und Nervensystem. **Folgen von plötzlicher Freude.** Ängstlichkeit, Weinerlichkeit. Kreisende Gedanken (und dadurch bedingte Einschlafstörungen), Müdigkeit, Unruhe, Herzklopfen. **Zu heftige Wehen bei der Entbindung, zu lange Nachwehen. Krämpfe,** Durchfälle der Kinder beim **Zahnen. Beschwerden nach dem Genuss von Kamillentee.** Nervöse Herzbeschwerden. Kopfweh beim Aufwachen.

## Colchicum (Herbstzeitlose)

Potenz: D4–D6. Gicht- und Rheumabeschwerden mit **reißenden Schmerzen** bei warmem, **stechenden Schmerzen** bei kaltem Wetter, **durch Bewegung schlimmer.** Rheumatische Muskelschmerzen nach Erkältung. Steifer, schiefer Hals. Kribbeln in Fingern und Zehen. Akute, rote Gelenkschwellungen. Gichtanfall. **Rheumatisches Fieber, Herzmuskelentzündung. Ödeme.** Beschleunigter Puls. Asthma. Empfindliche Zähne. Luftaufstoßen. Aufgetriebener Leib durch Blähungen. **Kolikartiger Durchfall mit Ziehen und Reißen,** mit weißem Schleim, blutigen Stühlen (meist abends, nachts). Dickdarmentzündung mit blutig-schleimigem Stuhlgang. **Heftiges Erbrechen,** bitteres, schleimiges Erbrochenes, durch Bewegung schlimmer. Brennen der Harnröhre, blutiger Urin. Harnverhalt. Zungenlähmung.

## Colocynthis (Koloquinte)

**Potenz:** D4–D12. Passt gut für Choleriker. Vorwiegend **linksseitige Beschwerden**. Schmerzende Kopfhaut, halbseitiges/nervöses Kopfweh mit Übelkeit, Erbrechen. Brennen, Stechen in einer Gesichtshälfte, gallenblasenbedingtes Kopfweh. »Messerscharfe« Neuralgien. **Jede Art von Kolik, besonders mit Schmerzen um den Nabel.** Brechreiz, Durchfall, z. B. nach Ärger / Erkältung. Generell: schmerzhafte Beschwerden in Bauch, Harnorganen, Kopf. Schmerz alle 5 bis 10 Minuten. Magendruck mit Hungergefühl. Gelbliche Durchfälle. Hämorrhoiden, Neigung zu Fettleibigkeit. Leber- und Gallebeschwerden. Heftige, blutige Durchfälle. Akute / chronische Hüftbeschwerden, Ischias. Muskelverkürzung. Nach Urin riechender Kopfschweiß. Eierstockkoliken. Kindbettfieber. Kaltes Ameisenlaufen auf der Haut.

Die gemütlich aussehende Koloquinte besänftigt mit Ärger verbundene Beschwerden.

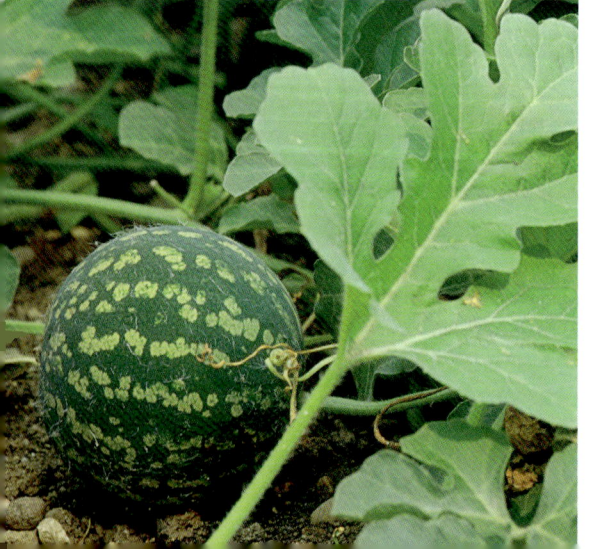

## Conium maculatum (Gefleckter Schierling)

**Potenz:** D4–D10; auch Conium Salbe S®. **Knoten in der Brust**; Brustzysten. Schwellung, Verhärtung von Hoden / Lymphknoten. **Grauer Star** nach Augenverletzung. Impotenz. Stockschnupfen. Infektion der Gesichtshaut (Flechten). Hodenschwellung nach Verletzung. Harndrang, Unterbrechungen beim Wasserlassen bei Prostatavergrößerung. **Reizhusten, meist nachts,** trocken, vom Kehlkopf. Schleim abhusten schwierig. Viel Ohrenschmalz. Hypochondrie, Hysterie. Augenerkrankungen. Träger Stoffwechsel. Lebererkrankungen. Schlaganfallbedingte Nervenstörungen. Schwindel bei Drehen des Kopfes, Umdrehen im Bett und bei älteren Menschen. Muskelschwäche, Zittern, Gangunsicherheit. Schwindel. Vergreisung. Trockener Luftröhrenhusten ohne Auswurf (bei Älteren). Ohrensausen, -brummen, -klingen. Haarausfall. Sehstörungen, Doppeltsehen, Sehschwäche, Herabhängendes Augenlid. Nasenpolypen. Sodbrennen, Magenschmerzen. Schwangerschaftserbrechen. Verstopfung. Weiblicher Ausfluss, brennend. Aufstoßen, Verlangen nach Kaffee, Salzigem, Saurem. Blaue Flecke.

## Crataegus (Weißdorn)

**Potenz:** Urtinktur–D2, D6. **Herzmuskelschwäche** mit beschleunigtem, unregelmäßigem Puls aufgrund akuter Krankheiten oder bei älteren Menschen. **Heftige Stiche**

**und Krämpfe in der Herzgegend**. Herzklopfen, Herzvergrößerung. Herzbedingte Ödeme (z. B. an den Knöcheln). Arteriosklerose. **Bluthochdruck** mit Druck auf der Brust bei älteren Menschen. Atemnot, Müdigkeit. Husten mit eiweißähnlichem Schleim. Oft Schmerzen in der Herzgegend. Nervöse Magenbeschwerden, Verdauungsstörungen mit Durchfall oder Verstopfung – zusammen mit Herzbeschwerden.

## Crocus sativus (Safran)

Potenz: D2–D6. **Menstruationsblutung mit schwarzem, klumpigem Blut**. Zu starke, **schmerzhafte Bewegungen des Kindes** bei Schwangeren. Klopfender Kopfschmerz in den Wechseljahren, während der Regel. Gebärmutterblutungen, auch nach Fehlgeburt. Schmerzhafte, krampfhafte Regelblutung, meist bei Frauen mit wechselnder Stimmung. Zu häufige, zu reichliche Menstruation. Gefühl von Bewegung im Bauch, wie von Fremdkörper. Nasenbluten, generell Blutungen (z. B. Bluthusten). Schlaflosigkeit, Erschöpfung, Müdigkeit. Zucken der Augenlider (Tic). Trockene, brennende Lider. Augenschwäche, das Gefühl, ein Schleier liege über den Augen. Atemnot und trockener Husten.

## Cuprum metallicum (Kupfer)

D4-D6 Magen-, Gallenblasen- und Darmkrämpfe. Trockener, beschwerlicher Husten, Krampfhusten. **Keuchhusten** mit blauem Anlaufen des Gesichts. Atemnot. Asthma ohne Auswurf. Krämpfe nach Weinen. Nächtliche epileptische Anfälle. **Heftiger Durchfall** mit Erbrechen mit Druckgefühl in der Brust. **Wadenkrämpfe** bei schlechter Durchblutung. Wundstarrkrampf. **Alle Krämpfe**, beginnend bei den Fingern. Starke Schmerzen durch Platt- und Spreizfüße beim Gehen. Krämpfe in der Schwangerschaft und Nierenleiden.

## Digitalis purpurea (Roter Fingerhut)

Potenz: D4–D6, D12, C30. In höheren Potenzen gegen die erhöhte Herzfrequenz bei Bergsteigern. Herzkrankheiten. **Verlangsamter, niedriger Puls. Zyanose** (Blausucht) von Lippen, Zunge, Finger- und Zehennägeln sowie Augenlidern. Erweiterte Pupillen, Sehschwäche. Erbrechen von Schleim und Galle. Grau-weißer Stuhl. Husten mit stärkeähnlichem Auswurf, Husten mit Blutbeimengungen. Wasseransammlungen im Bauch bei Herzschwäche, unregelmäßiger Herzschlag. Erhöhte Herzfrequenz, Herzdruck, Herzklopfen; Kopfdruck, Ohrenklingen und Aufregung (hierfür die Potenz D6 oder D8 wählen). Herzvergrößerung, Herzklappenschwäche, Herzklappenfehler mit herzbedingten Ödemen in den Fußknöcheln (D4). Schwindel, Angst, Zittern. Leberleiden, Leberzirrhose. Schwangerschaftsübelkeit. Lidrandentzündung, tränende Augen. Harnverhaltung, Harndrang.

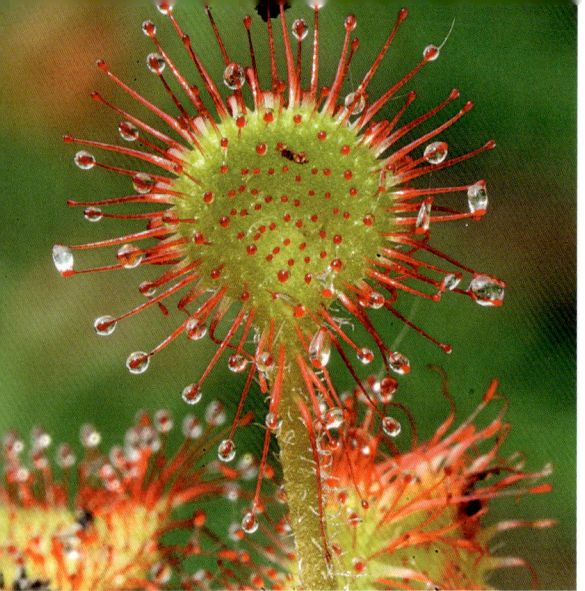

Im Schlund des Sonnentaues landet manches Insekt, uns hilft er bei Rachenbeschwerden.

## Drosera (Sonnentau)

**Potenz:** D2–D4. **Keuchhusten** mit Erbrechen, pfeifend, besser bei Bewegung/Nasenbluten. Husten, der sich nachts verschlimmert. **Trockener Krampfhusten, Würgereiz beim Husten.** Schlimmer durch Lachen, Singen, Rauchen, Trinken. Kehlkopf- und Luftröhren-Katarrh, Hustenreiz. Kitzelhusten abends. Heiserkeit, Trockenheitsgefühl, Hustenreiz. Chronische Katarrhe. Nasenbluten morgens, abends, beim Bücken. Warmer Schweiß. Gelblicher Auswurf.

## Dulcamara (Bittersüß)

**Potenz:** D4–D6, D12. Vorbeugend wenn feuchtes Wetter schlecht vertragen wird. **Durchfall nach Erkältung, mit Bauchweh,** Erbrechen. Sommerdurchfälle mit Koliken.

Durchfall bei Schwangeren. Schwellungen und Drüsenverhärtungen. **Beschwerden nach Auskühlen, Durchnässung. Kleine, harte Warzen.** Nesselausschlag. Nässende, eiternde, schuppende Hauterkrankungen (Flechten). Bauchwassersucht. Husten mit zähem Auswurf. Eiweiß im Urin. **Gefühl von Reißen, linksseitig.** Rheuma, schlimmer durch Wetterumschwung. Halsschmerzen, Nackensteifheit. Rückenschmerzen durch Erkältung. Stockschnupfen, Bindehautentzündungen. Harnblasenkatarrh.

## Echinacea purpurea (Roter Sonnenhut)

**Potenz:** Urtinktur – D2, D3, auch Echinacea Salbe N®, Echinacea extern®, DHU. **Blutvergiftung**, Kindbettfieber, Furunkel, Karbunkel, Wundbrand. Impffolgen. Saures Aufstoßen, Völlegefühl. Übelriechende Blähungen, Magenschmerzen mit Durchfall. Herzklopfen, Schmerzen in der Herzgegend, Neigung zu Kollaps. Blinddarmentzündung. Insektenstiche. Verbrennungen (äußerlich). Abwehrschwäche. Spülung und Gurgelmittel bei Rachenkatarrh, Mandelentzündung, entzündete Hämorrhoiden, infizierte Verletzungen, Lymphknotenentzündung.

## Euphrasia officinalis (Augentrost)

**Potenz:** D2–D4, auch Euphrasia extern®, DHU, (verdünnt im Verhältnis 1:20 mit abgekochtem Wasser). Entzündung und **Röte der Augen** (Bindehäute), oft **als Folge von**

Verletzungen, Reizungen. **Schmerzende Augen.** Lichtscheu, Lidkrämpfe. Entzündung der Lidränder. Flecke, Bläschen und **Narben auf der Augenhornhaut. Augentränen.** Augenentzündungen der Neugeborenen. Augenschwäche, -ermüdung. Tränen bei Wind oder nach angestrengtem Sehen. Nächtliches Verkleben der Augen. Starker Fließschnupfen mit brennenden Tränen. Erschwertes Sprechen, Stottern. Feigwarzen. Husten tagsüber, abends mit schwer löslichem Schleim. **Taubheit der Finger. Wadenkrämpfe im Stehen.**

## Gelsemium sempervirens (Gelber Jasmin)

**Potenz:** D4–D12. Wichtiges Nerven- und Fiebermittel. **Blutandrang zum Kopf,** Schwindel, Benommenheit. Starkes Kopfweh hinter den Augen; Kopfweh, das vom Nacken aufsteigt. Migräne mit Hautkribbeln. **Augenerkrankungen.** Augenflimmern, Lichtscheu. Schielen. Sehschwäche, Doppeltsehen. Lidzucken. **Geruchsmangel,** grippaler Infekt mit Gliederschmerzen, Frösteln, Schläfrigkeit. Rheumatisches Fieber. **Gesichtsneuralgien,** nervös bedingt. Ischias. Muskelzucken. Erysipel (Wundrose). Rheumatische Zahnschmerzen. Regelschmerzen mit Kreuzweh, Galleerbrechen zu Beginn. Gestörte Hautempfindung / Muskelkraft (reißende Schmerzen). Nervenentzündung (Polyneuritis). Multiple Sklerose. Fieber. **Schlaflosigkeit** der Alkoholiker. Schlaflosig-

keit, Aufregung zahnender Kinder. Heftige Aufregung, Hitzegefühl im Kopf. Tröpfelschnupfen. Ohrensausen. Heiserkeit, Husten mit wundem Brustgefühl. **Hysterie.** Stimmverlust, Stimmritzenkrampf. Unfreiwilliger Harnabgang, Blasenschwäche. Harter Muttermund / Krämpfe bei der Geburt. Gebärmutterschwäche. Rheumatisches Fieber, lähmende Schwäche. Brustfellentzündung, Lungenentzündung. Scharlach, Masern, Röteln. **Krämpfe.** Epilepsie. **Lähmungen** bei rheumatischen und nervösen Beschwerden. **Bauchkoliken.** Speiseröhrenentzündung, Magenkrämpfe. **Verstopfung durch Darmschwäche.** Darmwürmer. Herzleiden (organisch oder nervlich bedingt).

## Glonoinum (Nitroglycerin)

**Potenz:** D4–D12; wichtiges Anzeichen: bei Schmerzen schneller Puls. **Heftig klopfendes Kopfweh** mit Schwindel, **Blutandrang zum Kopf,** Druckschmerz über den Augen. Ohrensausen. Hitzegefühl / Pulsieren im Kopf (besser durch äußeren Druck): vor der Regel, in Klimakterium, Schwangerschaft. **Kopfweh nach Hitze, Sonnenstich** (mit heißem, rotem Kopf), nach Friseurbesuch. Stiche in Schläfen und Stirn. **Nackensteifheit, Nackenkrampf.** Hirnhautentzündung. Pulsierendes Zahnweh. Orientierungsprobleme. Atembeschwerden, heftiges Herzklopfen. Herzangst. Arterielle Gefäßkrämpfe, hoher Blutdruck, Arterienverkalkung, drohender Schlaganfall. Rückenschmerzen.

## Graphites (Graphit, Reißblei)*

Potenz: D3–D12, C30; auch Graphites Salbe®. Nässende Hautausschläge, Hautinfektionen. Schwitzen, wunde, empfindliche Haut, Brennschmerzen bei Hautausschlägen. Juckende, nässende Kopfhautausschläge. Schrunden in den Handflächen, raue, aufgesprungene Hände. Narbenkeloide. Heftige Reaktion auf Insektenstiche (starkes Anschwellen). Schwerer Durchbruch der Regel (bei jungen Mädchen), zu geringe, verspätete Blutung; unreine Haut während der Regel, Ausbleiben der Regel. Wundrose (Erysipel). Blähungen, Verdauungsschwäche, nervöse Magenschwäche, Magenkrämpfe, gestörte Gallenabsonderung. Hartnäckiger Durchfall, hartnäckige Verstopfung. Hämorrhoiden. Dicke, eingewachsene Nägel, Nagelwachstumsstörungen, Fingergeschwüre. Verfrühtes Ergrauen der Haare, Haarausfall. Halbseitige Gesichtslähmung mit Verzerrung des Mundes. Neigung zu Kummer und Gram. Eingeschlafene Körperteile. Gefühl von Muskelverkürzung in den Gliedern. Gichtknoten. Geschwollene Lymphdrüsen. Hornhautgeschwüre, Gerstenkorn, Bindehautentzündung. Schwerhörigkeit mit Ohrensausen, Mittelohrentzündung. Verstopfte Nase, Fließschnupfen mit wundem Sekret, oft erkältet. Wechseljahresbeschwerden. Afterfissuren. Engbrüstigkeit, nächtliche Erstickungsanfälle. Heiserkeit. Übelriechender Fußschweiß. Mundwinkelrhagaden (Einrisse). Neigung zu Fettleibigkeit.

## Hamamelis virginiana (Virginischer Zauberstrauch)

Potenz: D2, D3; Hamamelis extern®, DHU, (20 Tropfen auf ½ Liter Wasser); Hamamelis Salbe N®, DHU. Hämorrhoiden (äußere, innere), **Hämorrhoidalknoten** (entzündet, schmerzhaft, blutend). Unterschenkelgeschwür, Krampfaderekzem, **Krampfadern**, auch: im Bereich der Hodenvenen (Varikozele), Afterekzem. Verstopfung mangels Darmschleim. Durchfall. Regelbeschwerden, -koliken, zu starke Regelblutung, Gebärmutterblutungen, Eierstockentzündung. **Nasenbluten, generell Blutungen**. Druckgefühl im Kopf, klopfender Kopfschmerz in Zusammenhang mit **Blutungen**, z. B. an inneren Organen. Offene Wunden, Brandwunden, Insektenstiche, Frostbeulen, Verstauchung, Venenentzündung. Verletzung durch Stoß, Sturz, Quetschung. Blutende, schmerzende Brustwarzen. Hodenentzündung. Gelenkschwellung, -entzündung. **Verletzung bei / Blutung nach Zahnoperation**. Blasen an Händen, Füßen. Punktförmige Blutungen in der Haut (Petechien). Augenentzündung durch Verletzung; Blutaustritt ins Auge.

## Hepar sulfuris (Kalk-Schwefelleber aus Austernschale und Schwefelblüte)

Potenz: D3–D12 **Geschwüre und Eiterungen. Nagelumlauf, eitriger** (kann operativen Eingriff verhindern). Aufgesprungene Haut an Händen und Füßen, Schrunden. Schlecht heilende Haut. Nässendes Kopfhautekzem. Wundrose (Erysipel, Rotlauf). Ekzeme hinter den Ohren. Akne. Entzündete, eingerissene Mundwinkel. Drohende Eiterungen, fördert die Reifung von eitrigen Geschwüren (D2-D4) oder die Aufsaugung des Eiters (D6-D12). Furunkel. Aufgebrochene Frostbeulen. Schwer heilende Haut. Augenentzündungen. Flecke und Geschwüre auf der Hornhaut. Entzündung der Lidränder (Meibomsche Drüsen). Gerstenkorn. Wundheit in den Leisten und am Hodensack. Hartnäckige Heiserkeit, **Krupphusten, Kehlkopfkatarrh**, Halsschmerzen, Fremdkörpergefühl. Abendliche ziehende Zahnschmerzen, lockere Zähne. Zahnfleischschwellungen. Zahngeschwüre. Verdauungsschwäche. Verlangen nach sauren Speisen. Magenbeschwerden nach dem Essen. Bauchkrämpfe. Sauer riechende Durchfälle. Bettnässen. Zu späte und zu schwache Regelblutung. Ausfluss. Schwellung an den Fußknöcheln. Nächtliche Angstanfälle, Traurigkeit, Gedächtnisschwäche, heftige Zornesausbrüche. Neuralgien nach Erkältung. Alte Lymphdrüsenverhärtungen. Ohrensausen. Gesichtsschmerzen mit druckempfindlichen Knochen. Schlaflosigkeit aufgrund kreisender Gedanken. Gelbliche Gesichtsfarbe mit blauen Ringen um die Augen. Hitzegefühl im Gesicht, rotes Gesicht. Bohrende Kopfschmerzen (Stirn), Migräne. Kahlköpfigkeit, Haarausfall nach Krankheiten. Ohrenentzündung, eitriger Ausfluss aus den Ohren,

Geruchsstörungen. Hartnäckige Heiserkeit. Verschleimung des Kehlkopfes. Mandelentzündung. Brustfellentzündung. Chronisches Asthma. Brightsche Krankheit (Nierendegeneration) nach Scharlach. Schwäche der Blase mit Unfähigkeit zum Wasserlassen. Nur tropfenweises Urinieren. Bettnässen. Gichtschwellungen der Gelenke. Kniegelenksentzündung. Rheuma- und Gicht. Folgen von Quecksilberbelastung. Reizbarkeit.

## Hyoscyamus (Bilsenkraut)

D4–D12, C30 **Zahnschmerzen mit Hitze des Kopfes. Epilepsie**, epileptische Anfälle, oft durch einen Schreck ausgelöst. Meningitis. Folgen von unglücklicher Liebe, Eifersucht. Schielen, Lidkrämpfe, Doppeltsehen, Nachtblindheit. Nachts trockener Husten mit Kitzelreiz. Das Mittel beruhigt generell das zentrale Nervensystem. Manie. Menschenscheu, **Scheu vor Getränken**. Melancholie, Wutausbrüche, Verlust der Sprechfähigkeit. Fixe Ideen, Ängste. Krämpfe, zum Beispiel bei Kindern, die Würmer haben. Trockene, spröde Haut. Braune Flecke am Körper. Schlaflosigkeit. *Sehnenzucken, schnellender Finger.* Krampfartige, zuckende Bewegungen. Säuferdelirium. Gehirnerkrankungen. Müdigkeit. Reißende Kopfschmerzen. Schwindelgefühl, Augapfelkrampf, Weitsichtigkeit, **erweiterte Pupillen. Nervöser Husten, Krampfhusten, Kitzelhusten, nächtlicher Reizhusten.** Halsanschwellung. Magenschmerzen mit Erbrechen.

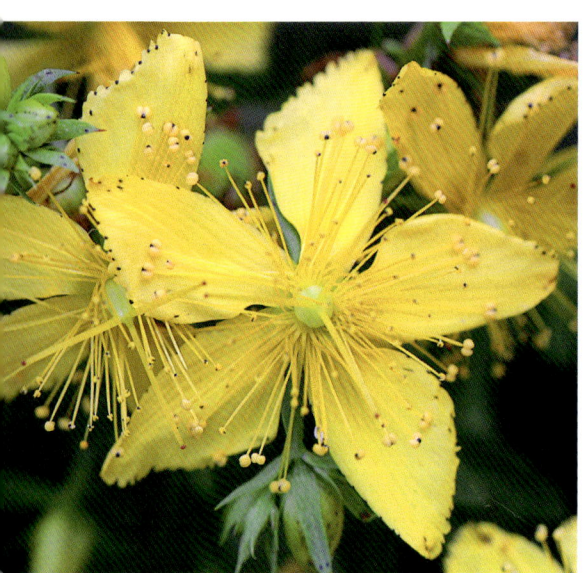

Verletzungen, Schmerzen und Krämpfe sind das Einsatzgebiet des Johanniskrauts.

## Hypericum perforatum (Johanniskraut)

**Potenz:** D2–D12; Hypericum extern®, DHU. **Schnittwunden, Quetschungen, Verbrennungen, Fingergeschwüre**. Heftige Zahnschmerzen. Verletzungen der Nerven, z. B. nach Operationen. *Folgen von Schlägen auf den Kopf.* Krämpfe nach Verletzungen. Gebärmutterentzündungen, Blasenkrampf. Krampfhafte Asthmaanfälle, trockener Husten, Beklemmung bei Wetterwechsel.

## Ignatia amara (Ignatiusbohne)*

**Potenz:** D4–D12, C30. Ein wichtiges Nervenmittel (Seele und Körpernerven). **Folgen von Kummer, Enttäuschung, Kränkung,** enttäuschter Liebe. **Neuralgien**. Hysterie (bei Frauen), Launenhaftigkeit. Krampfhafte Schmerzen, Schmerzen an verschiedenen Stellen, berührungsempfindlich. Traurigkeit. Melancholie. Neigung zu Einsamkeit. Wahnvorstellungen nach Schreck, Angst, Kränkung. **Lach-/Weinkrämpfe. (Hysterische) Krämpfe.** Pflockgefühl im Hals mit stechendem Globusgefühl. Harndrang. *Anfälle von krampfhaftem Gähnen.* Gefühl der Zusammenschnürung in der Brust. Erschwertes Schlucken durch Gemütserregung. Zucken der Mundwinkel, der Arme. Zahnungskrämpfe der Kinder. Hämorrhoiden mit Wundheitsgefühl. Magenkrampf, leeres Aufstoßen. Nervöse Verdauungsschwäche, Schwächegefühl im Magen, Magenschleimhautentzündung durch Kummer, Ärger, Zwölffingerdarmgeschwür. Bitterer Geschmack. Speichelfluss. Beschwerden durch Kaffeegenuss. Gebärmutterkrämpfe. Schmerzhafte, unregelmäßige Regel, schwarzes, geronnenes Blut. Unruhiger Schlaf, **Schlaflosigkeit** durch Kummer. **Röte und Hitze einer Wange**. Nervös bedingte Kopfschmerzen. **Migräne, besonders bei Frauen,** abends / nach dem Essen. Augenentzündung mit Sandkorngefühl. **Lichtscheu und Tränen der Augen**. Heftigste Zahnschmerzen (durch Kaffee schlechter). Afterjucken, Hämorrhoiden, Verstopfung, Mastdarmvorfall. Durchfall bei schreckhaften Kindern. Milzschwellung. Trockener, krampfhafter Kitzelhusten, Schnupfen nervöser Menschen.

## Ipecacuanha (Brechwurzel)

**Potenz:** D4–D6, C30. **Krampfzustände im Unterleib**, Magenbeschwerden (z. B. nach Fettreichem), empfindlicher Magen. Magenbeschwerden nach Kuchen, Schweinefleisch, Obst, Süßigkeiten, Eis. Sommerdurchfall mit Erbrechen. Erbrechen von Schleim und Galle. Darmbeschwerden. Neigung zu Krämpfen, Übelkeit, Erbrechen (z. B. von Galle). Oft nervöse Beschwerden. Engegefühl in der Brust, Keuchhusten. Husten mit Schleimrasseln. **Ekel vor Essen. Schleimerbrechen bei Kindern.** Atemnot mit Luftröhrenentzündung. Blutungen aus Körperöffnungen. **Stimmritzenkrampf** (Laryngospasmus). Schwangerschaftserbrechen. Große Schwäche, Anfälle plötzlicher Schwäche, mit Ekel, Übelkeit. Hysterie, Hypochondrie. **Belastung durch Arsen, Opium, Morphium.** Drückende Kopfschmerzen, blasses Gesicht, Migräne mit schwerer Übelkeit. **Blutungen aus verschiedenen Organen, Körperöffnungen.** Pseudokrupp, Asthma (v. a. nachts). Nasenkatarrh, verstopfte Nase. Geruchsverlust. Nasenbluten mit Bronchialkatarrh. Fieber mit Schwitzen. Epilepsie bei Kindern. Augenentzündung mit tränenden Augen. Beschwerden durch Tabak.

## Jodum (Jod)*

**Potenz:** D4, C30. Zittern schon bei geringer Erregung, großer Appetit bis hin zum Heißhunger. Unruhe (sowohl in den Bewegungen wie auch in den Gedanken), Herzklopfen, Extrasystolen (Extraschläge des Herzens). Trockener Kitzelreiz im Rachen und in der Nase. Schnupfen, Tubenkatarrh, generell Neigung zu Katarrhen. Kehlkopfentzündung, Asthma. Starke Schleimabsonderung nach einer Grippe, raue Stimme, Kribbeln im Hals. Hartnäckige Verschleimung der Bronchien. Keuchhusten. Krupphusten und Husten. Fieberlose Katarrhe. **Entzündung des Kehlkopfes und der Luftröhre. Hartnäckige Heiserkeit.** Fettsucht. **Lymphdrüsenschwellungen** (an den Mandeln, an den Leistenlymphknoten). Schwellung der Ohrspeicheldrüsen, **vergrößerte Schilddrüse, verhärtete Schilddrüse.** Überfunktion der Schilddrüse. **Bei Jodvergiftung.** Schwäche der Bauchspeicheldrüse. Magen- und Zwölffingerdarmgeschwür. Chronischer Durchfall. Milzschwellung. Hysterie. Beschwerden durch eine Belastung mit Quecksilber (etwa nach Amalgamsanierung beim Zahnarzt). Gichtsymptome, Schmerzen an mehreren Gelenken. Kniegelenködeme. Ohrensausen, Schwerhörigkeit. **Arterienverkalkung.** Herzklopfen, Herzvergrößerung. Engbrüstigkeit, Schweratmigkeit. **Scharf brennender Vaginalausfluss bei Frauen.** Zu frühe, zu starke und zu lang andauernde Menstruation. Vergrößerung der Gebärmutter. Alte Hautkrankheiten wie Neurodermitis, allergische Ekzeme, Akne, Furunkel, Ödeme (Unterschenkel, Unterarme). Eiweiß im Urin. Frieren, aber auch Hitzewallungen mit Schweißausbrüchen.

## Kalium bichromicum (Kalium-dichromat)*

**Potenz:** D4–D6. **Entzündete Schleimhäute.** Krampfhusten, schlimmer morgens, Kitzelgefühl im Kehlkopf. Wunde Heiserkeit, Hustenreiz, viel Auswurf, v. a. morgens. Asthma mit mühsamem Auswurf. Husten beim Einatmen, trockener Husten. Auswurf von zähem Schleim. Keuchhusten. Mundfäule. **Nasenpolypen, -verstopfung,** chronischer Schnupfen, Fließschnupfen mit Geruchsverlust, Nebenhöhlenentzündung. **Schwindel.** Diphtherie. Mittelohrentzündung. Trockene Pusteln an Armen und Beinen. Warzen. Einschlafprobleme, unruhiger Schlaf, üble Träume. Gleichgültig, trübsinnig, reizbar. Klopfendes Kopfweh, Migräne. Entzündete Lider, geschwollene / tränende Augen, Bindehautentzündung. Hornhautgeschwür, -flecke. Geschwollene, gesprungene Unterlippe. Trockener Mund. Halskratzen. Essunlust. Widerwille gegen Fleisch. Saurer, metallischer, bitterer oder salziger Geschmack. Saures Aufstoßen, Magen-, Sodbrennen, Übelkeit. Blähungen, aufgetriebener Leib. Verstopfung, erfolgloses Stuhldrücken. Verdauungsprobleme bei Biertrinkern und Leberleiden. Schweratmigkeit. Reißende, stechende Brustschmerzen links. Druckschmerz in Herzgegend, Herzklopfen. Rückenschmerz, Nackensteife. **Chronisch rheumatische Beschwerden,** ziehende Schmerzen in den Knien. Ischias links. Wandernde Schmerzen.

## Kalium carbonicum (Kalium-karbonat)

**Potenz:** D3–D6. **Schwächezustände** nach Entbindung oder Fehlgeburt. Drohende Fehlgeburt. Blutwallungen. Trockene Haut. **Unfähigkeit zu schwitzen.** Alte Warzen, v. a. im Gesicht. Haarausfall. Ödeme. Flechten. Kopfschmerz. Augenentzündung. Schwellung zwischen Brauen und Lidern. »Mückensehen« (Mouches volantes). Schwerhörigkeit, Ohrensausen. Morgens klopfende Zahnschmerzen. Lockere Zähne. Bitterer, saurer Geschmack. Verlangen nach Süßem. Magendruck. Verdauungsstörungen. Geschwollene, oft blutende Hämorrhoiden. Weibliche Abneigung gegen Sex. Regel zu schwach, zu früh, zu spät. Ausfluss. Heiserkeit. Husten, vor allem morgens. Bronchitis mit schwerem Abhusten von Schleim, Asthma. Lungenfellentzündung. Keuchhusten. Brustenge. Herzklopfen. Gicht, Rheuma. Ischias. Haltungsschwäche. Herzmuskelschwäche mit Kurzatmigkeit, unregelmäßiger Puls, vor allem bei Übergewicht. Schlafstörungen. Nervöse Erschöpfung.

## Kreosotum (Kreosot, Holzteer)

**Potenz:** D4–D6, D12 Auch äußerlich anwendbar. Rheuma, Gicht. Anschwellen der Hand- und Fußgelenke. Ischias, Hüftweh. Nächtliche **Gelenkschmerzen.** Schmerzen im Kreuz. **Zahnweh von hohlen, kariösen Zähnen.** Schwieriger Zahndurchbruch. Verfall der Milchzähne. Karies. **Übelriechender**

> So wie mein Prinzip der Gewaltlosigkeit niemals scheitern wird, enttäuscht auch die Homöopathie nie.
>
> MAHATMA GANDHI

**Scheidenausfluss**. Gebärmutterhalsgeschwüre. Gebärmuttervorfall. Regel zu früh, zu stark. Blutungen aus kleinen Gefäßen, **Blutspucken**. Summen, Sausen im Kopf. Harndrang, übermäßiges Urinieren, v. a. nachts. Bettnässen. Magenschwäche, Erbrechen von Unverdautem. Schwangerschaftserbrechen. Magengeschwür. Entzündete Lider, tränende Augen, brennende Tränen, Trübsichtigkeit. Rauer Hals, ermüdender Husten mit Brustschmerzen, heftiges Hautjucken, Mundgeruch. Seeübelkeit. Juckende Ausschläge in Gelenkbeugen. Verbrennungen. Stockschnupfen, Niesen. Übelriechender eitriger Nasenausfluss. Eitrige, übelriechende Absonderung aus dem Mastdarm. Abmagerung, Schwäche. Abwehrschwäche.

## Lachesis muta (Buschmeister)*
**Potenz:** D8–D15, C30. **Müdigkeit, Tagesschläfrigkeit, Beschwerden der Wechseljahre**. Depressionen. Folgen von Gram wie enttäuschter Liebe. Unruhe. Kann nicht klar

denken. Unlust zu geistiger Tätigkeit. **Frösteln, Kälte oder Hitzewallungen. Mattigkeit mit erschwertem Gehen. Trägheit. Geschwüre, Wundbrand, Furunkel, Abszesse, Karbunkel,** Mundschleimhaut- und **Mandelentzündung**. Fieber. Blutvergiftung. Migräne. Angina pectoris. Sonnenstich. **Tief liegende Eiterungen, Stich-/Bisswunden von giftigen Tieren** (Schlange, Skorpion, Biene, Wespe, andere Insekten). Beschwerden, die stets im **Frühjahr** wiederkehren. Akute und chronische Gliederschmerzen (schlimmer nachts) mit Schwitzen. Blutandrang zum Kopf. Starke Migräneanfälle mit Erbrechen, Durst. Kopfweh mit Druck auf den Scheitel bei Frauen im Klimakterium. **Lähmungen** nach Schlaganfall, v. a. links. Epilepsiekrämpfe. **Gelbsucht**. Brennende Fußsohlen, Handteller. Schwitzen. **Fremdkörpergefühl im Hals. Schlundkrampf.** Heiserkeit, Kitzelhusten (Kehlkopf). **Atembeschwerden**. Husten Herzkranker. Herzklopfen mit Angst, Herzenge. Trockene Ohren. Zahnfleisch geschwollen, leicht blutend. Bröckelnde Zähne. Zungenbrennen, Mundtrockenheit / Speichelfluss. Häufiges Nasenbluten. Starker **Fließschnupfen**. Verstopfung. Hämorrhoiden. Hypochondrie. Blinddarmentzündung. Folgen von Quecksilberbelastung. **Hartnäckige Unterschenkelgeschwüre**, Venenentzündung. **Zyanose (Blausucht). Leberentzündung.** Punktförmige Blutungen (Petechien). Bauchfellentzündung. Blutvergiftung. Heftiger Scharlach.

## Lycopodium clavatum (Bärlapp)*

**Potenz:** D3–D6, D10, C30. **Neigung zu Katarrhen. Verstopfte Nase.** Fließschnupfen mit gelbgrünem, scharfem Sekret. Mandelentzündung. **Empfindlich gegen frische Luft. Lungenemphysem. Lungenleiden bei Kindern und Jugendlichen.** Husten, stark erschütternd mit grauem Auswurf. Schleimrasseln. Gelbliche Flecken auf der Haut. Trockene Haut. Stoffwechselbedingte Ekzeme. Milchschorf. Chronische Ekzeme. **Leberflecke** auf der Brust. **Nässende und eiternde Ekzeme.** Wunde Haut bei Kindern. Sommersprossen. Kraftlosigkeit in den Gliedern, z. B. beim Treppensteigen. Steife Glieder. Knochenschmerzen durch Quecksilberbelastung. Rheuma. Gicht, **erhöhte Harnsäurewerte.** Knochenverkrümmung. Muskelrheuma bei Erkältung. **Folgen von Ärger.** Hypochondrie. Reizbarkeit. Nervöser Tic. Abmagerung. Winde. Verstopfung. Magengeschwür. Magensäuremangel. Magenkatarrh, Verstopfung dadurch. Widerwillen gegen Fleisch, *stets Lust auf Süßes.* Bitterer Mundgeschmack. Chronische Magen- und Verdauungsschwäche. Magenkatarrh mit Magensäuremangel. **Schmerzhafte Blähungen. Stuhlverstopfung. Krampfadern. Alte Unterschenkelgeschwüre** mit nächtlichem Jucken. Trübsichtigkeit, »Mückensehen« (mouches volantes). Schwerhörigkeit, Ohrensausen. Verschlimmerung der Beschwerden abends, um Mitternacht. **Leberleiden, Leberentzündung, -schwäche, -zirrhose.** Nierengries, -koliken, -entzündungen. Nierensteine. Blasenkatarrh. Dunkler Harn. Bettnässen der Kinder. **Impotenz.** Vorzeitiger Samenerguss. Menstruation zu früh, zu spät, zu lange. Ausfluss der Frau. Füße mit kaltem Schweiß; ein Fuß ist kalt, der andere ist warm. Lähmungen. Epilepsie. Starker Haarausfall (beim Kämmen). Ergrauen der Haare. Augenentzündung. Sehschwäche. Reiseübelkeit. **Leistenbrüche.** Entwicklungsstörungen der Kinder.

## Lycopus virginicus (Wolfsfuß)

**Potenz:** D1–D3. Herzberuhigungs- und -kräftigungsmittel. Herzschwäche und Herzbelastung durch Krankheiten wie Schilddrüsenüberfunktion (Morbus Basedow). Extrasystolen (Extraschläge), Herzklopfen, stechende Herzschmerzen, vor allem beim Liegen auf der rechten Seite. Engegefühl in der Herzgegend. Unregelmäßiger Puls.

## Mercurius solubilis (Quecksilber)

**Potenz:** D4–D12, C30. Während der Einnahme äußerlich kein kaltes Wasser anwenden! Das Mittel bei Katarrhen aller Art. Entzündungen der Schleimhäute (von Mund, Rachen, Bronchien, Nase, Darm, Nieren, Magen, Blase). **Herpesbläschen (eitrig).** Starker Speichelfluss. **Mandelentzündung mit Abszessen. Mittelohrentzündung.** Ohrenschmerzen. Schnupfen, **Katarrh mit Kopfschmerzen.** Stirnhöhlenentzündung. **Fließschnupfen mit häufigem Niesen, bren-**

nendes Sekret, entzündete Nase. Kieferhöhlenentzündung. **Heiserkeit, Grippe. Kehlkopfkatarrh.** Trockener, erschütternder Husten. **Gerötete, entzündete, geschwollene Mandeln. Halsschmerzen.** Entzündete Augen, rot geschwollene Lider. **Zungenentzündung. Quecksilberbelastung**/-vergiftung, chronische Unruhe, Angst, Lebensüberdruss, Zanksucht, Zerstreutheit, Gedächtnisschwäche. Große Schwäche. Rheumatische Schmerzen in Gelenken, Gliedern, Hüften, schlimmer in Bettwärme, Gichtbeschwerden. **Nächtliche Knochenschmerzen.** Brüchige Knochen. Knochenhautentzündung. **Knochengeschwülste.** Steifer Hals. **Nachtschweiß.** Impffolgen. Geschlechtskrankheiten. Geschwollene Leistendrüsen. Flechten. Blutige Geschwüre. Abszesse, Fingergeschwüre. Gesichtsausschlag. Milchschorf. Eiterungen. **Fieber mit Entzündungen, beschleunigtem Puls und Schwitzen.** Drückender Stirnkopfschmerz. **Schulkopfweh.** Schwerhörigkeit, Ohrensausen. Nasenbluten. **Zahnschmerzen, v. a. an den Zahnwurzeln. Lockere Zähne. Parodontose.** Zahnfleischentzündung. **Mundfäule. Aphthen. Mundschleimhautentzündung. Nierenentzündung.** Leberentzündung, -verhärtung. **Gelbsucht.** Darmentzündung und Bauchfellentzündung. Grünliche Durchfälle, Wundheit am After. Mastdarmvorfall. Brennen beim Wasserlassen, blutiger Harn. Übelriechender Fußschweiß. Haarausfall. Abblättern der Fingernägel.

## Mezereum (Seidelbast)

**Potenz:** D2–D4. Beschwerden der Knochenhaut. Folgen von Quecksilbermissbrauch. Rheumatische Beschwerden. **Bohren, Stechen in hohlen Zähnen. Hartnäckiger, brennender Ausfluss der Frau (Weißfluss).** Harnverhalt. Milchschorf, Frieselausschlag, Flechten. Knötchen auf der Kopfhaut. **Hautjucken.** Kopfhautekzeme. **Nässende Ausschläge hinter den Ohren.** Gürtelrose, Lippen- oder Genitalherpes. Drückendes Kopfweh. Gesichtsneuralgien. Brennende Magenschmerzen, Magenschleimhautentzündung. Durchfall mit starken Schmerzen. Trockener Husten, Keuchhusten.

**In der Natur schadet Seidelbast der Haut schon beim Berühren, als Homöopathikum hilft er ihr.**

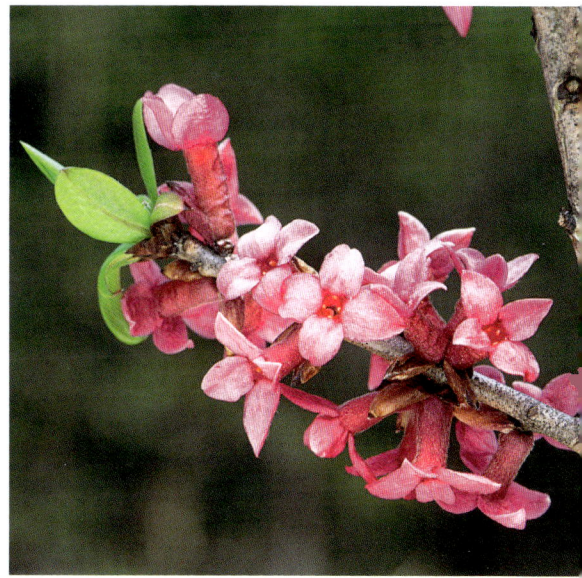

## Nux moschata (Muskatnuss)

**Potenz:** D2–D3. Folgen von nasser Kälte. Heiserkeit und Katarrh durch Verkühlen. Zahnweh bei nasskalter Luft. Stechen und Reißen in den Zähnen. Kühle, trockene Haut. **Durchfall nach Verzehr von gekochter Milch.** Kopfweh aufgrund von verdorbenem Magen. Aufgetriebener Leib, Kurzatmigkeit, Völlegefühl. Magenschwäche, Verdauungsschwäche. Darmblutungen. Körperliche und geistige Erschlaffung. Launenhaft. Nervöse Beschwerden von Kindern und Frauen. Kopfweh mit Schwindel. Trockener Mund, Lippen, Zunge, Schlund. Schwangerschaftsbeschwerden, -erbrechen. Trockener Husten. Herzklopfen, Ohnmachtsanfälle. Rheumabeschwerden im linken Deltamuskel (Schulter).

## Nux vomica (Brechnuss)*

**Potenz:** D4–D12, C30. Das Mittel bei Beschwerden durch Reizmittel wie Kaffee, Alkohol, Zigaretten. Vorwiegend für nervöse, reizbare, cholerische, verstopfte, schlemmende Menschen. **Magendruck, Magenkrampf mit saurem Aufstoßen.** Magenschleimhautentzündung. Saures Erbrechen. Appetitlosigkeit mit aufgetriebenem Leib. Bitterer Geschmack im Mund. Nervöse Magenbeschwerden, Sodbrennen. **Hartnäckige Verstopfung,** knolliger Stuhl. Gallensteine, Gallensteinkolik. Leberentzündung, -verhärtung. Müdigkeit nach dem Essen. **Hämorrhoiden,** Aftereinrisse. Katerkopfweh nach Rauchen, Alkohol. Beschwerden durch **langes Sprechen, durch Ärger, Erkältung, Nachtdienst, geistige Anstrengung.** Morgendliche Glieder- und Gelenkschmerzen. Kniegelenksentzündung, Gicht. Erschöpfung nach dem Gehen im Freien. Hexenschuss. **Ischias, Kreuzschwäche,** Lähmung der Beine. Steifer Hals. Neuralgien. **Krämpfe in den Gliedmaßen.** Schreibkrampf. Blitzartige Nervenschmerzen. Muskelzuckungen. Migräne. Blässe mit Kopfschmerzen. Kopfschmerzen über der Stirn und im **Genick.** Blutandrang zum Kopf. Kopfschmerzen bei Studierenden. Knochenbrüche. Ameisenlaufen. **Hypochondrie.** Angst bald zu sterben. Angstanfälle. Weinerlichkeit. Streitsüchtig, Reizbarkeit. **Überreiztheit des Nervensystems. Überempfindlichkeit der Sinne. Wundstarrkrampf (Tetanus).** Epileptische Anfälle. Reiseübelkeit. Zittern der Alkoholiker. **Menstruation** zu früh, zu stark, zu dunkles Blut. Schwäche der Mutterbänder. Harnverhaltung nach Bier. Tröpfeln, Brennen in der Harnröhre. **Impotenz.** Asthma durch Magenbeschwerden. Trockener Husten. Kitzelhusten. **Brustenge, Herzklopfen.** Schlaganfall und Neigung dazu. Fließ- und **Stockschnupfen und Katarrh** (z. B. durch Sitzen auf kalten Gegenständen). **Trockene Erkältung (sofort einnehmen).** Husten mit Schwäche. Ziehende, reißende Zahnschmerzen. Schlafstörungen, unruhiger Schlaf (Erwachen zwischen 3 und 4 Uhr). Belastung durch Narkosemittel, Medikamente.

## Passiflora (Passionsblume)

**Potenz:** Urtinktur, D1, D2. Neuralgien innerer Organe und der Glieder. Ischias, Steißbeinschmerzen. Nervöse Schlaflosigkeit. Morphinsucht. Alkoholismus. Langsamer Geburtsprozess, wenn die Gebärende nervös, aufgeregt ist. Nervöse Regelbeschwerden. Aufregung, Unruhe.

## Phosphorus (Phosphor)*

**Potenz:** D6–D12, C30. **Allgemeine Schwäche,** Nervenschwäche, Erschöpfung. Unruhe, Furcht, Schreckhaftigkeit. Altersschwäche. Abmagerung. **Blutungen.** Kopfweh durch Ärger, Erkältung, geistige Anstrengung. Schmerzen bei Wetteränderung. Neigung zu Katarrhen. Bronchitis. Lungenentzündung. **Infektionskrankheiten wie Lungenentzündung.** Brustfellentzündung. Trockener Hals mit Schleimräuspern. **Luftröhrenentzündung. Hartnäckige Heiserkeit, Stimmlosigkeit.** Kitzel-, Kehlkopfhusten. **Erschwertes Atmen**, Brustbeklemmung. **Nasenpolypen**, trockene Nase, Stockschnupfen. Magenschleimhautentzündung, -geschwüre, Zwölffingerdarmgeschwür. Bauchspeicheldrüsenentzündung. Durchfall. Verdauungsschwäche. Lebererkrankungen. Fisteln, Geschwüre, Schmerzen im Kieferknochen. **Knochenerkrankungen** mit Schmerzen nachts. **Knochenauswüchse (Exostosen).** Kniegelenkschwellung (ohne Rötung). Rheumatische Beschwerden. Gefühllosigkeit der Finger. Lähmungserscheinungen der Füße und Arme. Schmerzende Füße beim Gehen. Schlechte Körperhaltung. Störungen des Knochenwachstums, des Zahnwachstums, Knochenmarkentzündungen. Abszesse. Brustdrüsengeschwulst. **Blutschwämmchen.** Kleieartige / akute Hautausschläge. Punktförmige Blutungen in der Haut (Petechien). Kopfhautschuppen. **Gelbe Flecken auf der Brust**, dem Bauch. **Erfrierungen.** *Fettige Organentartung wie Fettleber.* Herzerkrankungen (Fettherz, Herzklopfen). **Blutandrang zum Kopf.** Schulkopfweh. Reißende Zahnschmerzen. **Kurzsichtigkeit, Lichtscheu.** Grauer und grüner Star; Schielen der Kinder. Schwerhörigkeit. Ohrensausen. Blasenschwäche, Blut im Urin, Nierenentzündung. Impotenz. Übermäßige sexuelle Lust. Schwäche in der Pubertät.

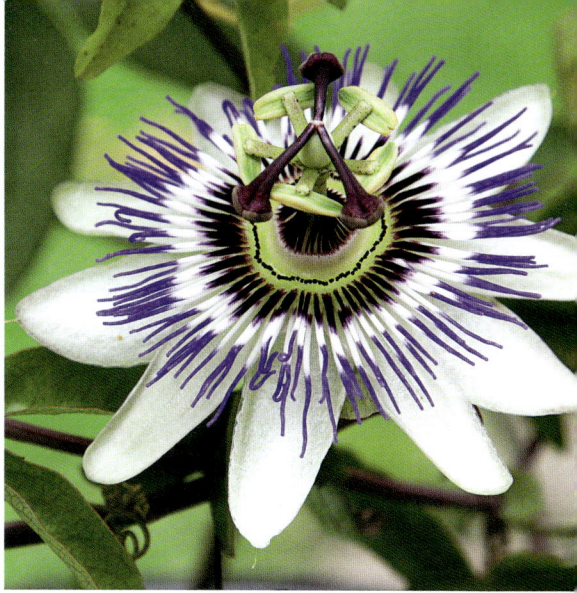

Die Passionsblume strahlt Ruhe aus, beim Betrachten ebenso wie als Homöopathikum.

## Platinum metallicum (Platin)*

**Potenz:** D3–D6. **Schmerzende, empfindliche Geschlechtsteile (Frau).** Regelstörungen (zu früh, zu stark, zu lang, schmerzhaft). Krämpfe. Eierstockneuralgien. Gebärmuttervorfall, -verhärtung. Heftiges Brennen und Jucken in der Scheide. Schmerzen beim Geschlechtsverkehr. Ischias. Rückenschmerzen. Kopfschmerzen, auch neuralgische. Hypochondrie. Beschwerden durch Ärger, Zorn, Kränkung. Nervenschwäche, Ängste. Depressionen. **Hysterie.** Globusgefühl. Hartnäckige **Verstopfung.** Afterjucken. Herzangst, Herzklopfen. Kurzatmigkeit. Stockschnupfen. Bleibelastung, -vergiftung.

## Plumbum metallicum (Blei)

**Potenz:** D4–D6, D12. **Lähmungserscheinunge**n der Glieder. Schlaganfallfolgen wie Lähmung der Zunge. Schaufensterkrankheit. Arterienverkalkung (**Arteriosklerose**). Multiple Sklerose, Rückenmarksleiden. Muskelschwund. **Starke Muskelschwäche.** Ischiasbeschwerden. Schlaflosigkeit. **Hartnäckige Stuhlverstopfung,** schwer abgehender Stuhl, wie Schafskot, auch bei Schwangeren (D12). Koliken mit kneifenden Schmerzen. Aufgetriebener Bauch. Stinkender Fußschweiß. Bleivergiftung. Gemütsverstimmung. Asthma. Ohnmachten. Epilepsie. Mumps. Impotenz. Schnarchen. Sehschwäche durch Nervenlähmung. Kalte Hände und Füße. Nabelkoliken. Milz- und Lebererkrankungen. Nierenentzündung. Schrumpfniere.

## Pulsatilla pratensis (Wiesen-Kuhschelle)*

**Potenz:** D4, D6, D12, C30. Das Mittel bei Schwangerschaftsbeschwerden. Unterstützt die Entbindung. Konstitutionsmittel in Schwangerschaft und Wochenbett. **Regel zu schwach, verspätet,** ausbleibend nach Erkältung, Schreck, Durchnässung; unregelmäßig, schmerzhaft. Ausfluss. Anämie (Blässe). **Schwache Geburtswehen.** Beschwerden nach dem Abstillen (z. B. Brustschwellung). *Milchausfluss bei jungen Frauen.* Drohende Fehlgeburt. Seelische Störungen in der Pubertät (Mädchen). Wechseljahrebeschwerden. **Unterleibsentzündung.** Hormonschwäche bei Frauen und Männern. **Folgeerkrankungen von Masern / Scharlach** (Schwerhörigkeit. Katarrhe der Schleimhäute); **Masernvorbeugungsmittel.** Schnupfen. Mittelohrentzündung. **Husten mit Halstrockenheit,** mit Brechreiz. Verschleimung. **Heiserkeit.** Erstickungsanfälle. Trockener Hals. **Alte Brustverschleimung.** Katarrhe mit Husten im Lösungsstadium. Schnupfen mit Verlust des Geruchsinns. Stockschnupfen. Akute fieberhafte Krankheiten. **Frostbeulen.** Vorbeugung gegen die Folgen von Erkältung durch nasse Füße. Katarrhe mit gelblichen Absonderungen. **Trockenheit der Augen. Augenentzündung. Gerstenkorn.** Grauer Star. Sehschwäche. **Beschwerden nach fettreichen Mahlzeiten,** z. B. Magenkrämpfe. Kopfschmerzen nach dem Essen. Magen-Darm-Schleimhautentzündungen.

Verdorbener Magen. Magenbeschwerden durch Gefrorenes, kalte Speisen. Beschwerden durch Weingenuss. Verstopfung. Durstlosigkeit. Nächtlicher Durchfall. Magen-Darm-Katarrh mit Durchfall, breiige Durchfälle. Gallenblasenprobleme. Wechselnde Gicht-, Gelenkbeschwerden. Rheumatische Schmerzen (Ziehen, Reißen) in den Gliedern. Rheuma. Rückenschmerzen nach Anstrengung. Schwermut, Depressionen, Angst, Unruhe. Melancholie nach Kränkung. Überempfindlichkeit. **Menschenscheu**. Schwermut nach einer Kränkung. Krampfadern, auch anschwellende, Venenentzündungen, schlechte Blutzirkulation am Unterleib, an den Beinen. Hämorrhoiden. Harndrang nach Biergenuss mit Krampfschmerzen der Blase. Generell Harndrang, tropfenweiser Harnabgang. Kopfweh nach Alkohol, Zigaretten. Migräne. Kopfschmerz über der Nase. Starker Schwindel. Unruhiger Schlaf. Gesichtsblässe. Ohnmachtsanfälle mit starker Blässe. Epilepsie. Fisteln. Bettnässen. Wundrose (Erysipel). Ohrensausen, Ohrenklingen. Herzdruck, -beklemmung.

## Ranunculus bulbosus (Knolliger Hahnenfuß)

**Potenz:** D2–D6. Rheuma- und Gichtbeschwerden, schlimmer bei feuchtem Wetter, reißende Schmerzen im Brustkorb. Muskelzucken. Muskelrheuma. **Gürtelrose. Hautausschläge mit Blasenbildung**. Ekzeme der Handflächen. Blutandrang zum Kopf. Oh-

renstechen. Rote, geschwollene Nase. *Brustbeklemmung mit Neigung, tief einzuatmen.* Drücken und Brennen in der Herzgegend. **Verwachsungen nach Brustfellentzündung**. Rippenfellentzündung, akut, chronisch. Folgen von Alkoholmissbrauch. Reichliche Stühle, übelriechende Blähungen.

## Rheum (Rhabarber)

**Potenz:** D2–D3. Kindermittel bei sauer riechenden Kindern. Unruhige, mürrische, träge Kinder mit Blähungen während des Zahnens, schwieriges Zahnen. **Durchfall**, sauer riechend, grünlich (auch bei Stillenden). Erfolgloses Drücken beim Stuhlgang, Bauchschmerzen vor und während des Stuhlgangs. Appetitlosigkeit. Kopfweh mit bitterem, saurem Geschmack. Widerwille gegen Essen.

**Rhabarber hilft homöopathisch bei Beschwerden mit saurem Geruch oder Geschmack.**

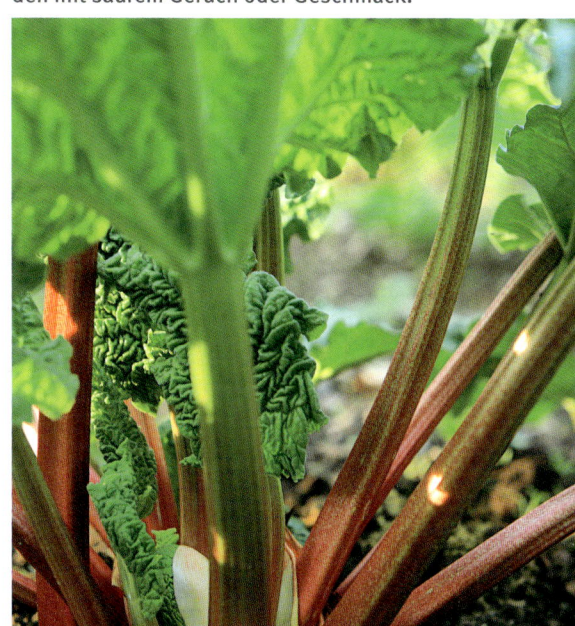

## Rhus toxicodendron (Giftsumach)

**Potenz:** D4–C30; auch äußerlich. **Sehnenerkrankungen** wie Sehnenscheidenentzündung. Bänderbeschwerden. **Verrenkung, Verstauchung, Verdrehung. Krampfhafte Schmerzen und Steifheitsgefühl** in Gliedern, Gelenken. Ziehen, Reißen in den Gliedern, schlimmer in Ruhe, in der Bettwärme. **Muskelrheuma.** Verhärtete Muskulatur. Steifer Hals. Spannungsgefühl im Rücken. Rheumatische Schwellung an Handtellern und Fingergelenken. Kreuzschmerzen wie nach Verheben. Ischias. Überdehnung bei Sportlern. Kribbelnde Schmerzen in den Gelenken. Eingeschlafene Glieder, Taubheits- und Lähmungsgefühl in den Gliedern, vor allem nachts, in Ruhe oder beim Aufstehen. Wadenkrämpfe. Verbrennungen (auch äußerlich anwenden). **Vorbeugung gegen die Folgen einer Erkältung infolge von Durchnässung** und Kaltbaden oder kalten Getränken. Erkrankungen durch feuchte, kühle Witterung. Ermüdung durch übertriebenen Sport. Neigung zu Durchfall. **Chronischer Darmkatarrh mit Durchfall.** Durchfall und Verstopfung wechseln sich ab. Heller Stuhl. Verdauungsschwäche. Pochen in der Magengegend. Depression, Traurigkeit mit großer Angst. Zukunftsängste. Unruhe mit Bewegungsdrang, Todesfurcht. Gereiztes Nervensystem. Nervöser Schwindel. *Neigung zum Gähnen.* Allgemeine Schwäche. Erschöpfung. Schlafneigung. **Gürtelrose. Hautausschläge (Ekzem, Bläschen).** **Wundrose (Erysipel).** Nesselsucht, Nachtschweiß. Hautbrennen, -jucken. Warzen, Hühneraugen (äußerlich auftragen); Frostbeulen. Fingergeschwür, Nagelumlauf (Panaritium). Ohrenentzündung. **Zahnweh, Reißen in den Zähnen.** Kopfweh nach Bewegung im Freien. Kribbeln im Kopf. Rheumatische Augenentzündungen. Bindehautkatarrh. Nasenbluten beim Bücken. Geschwollene Fesseln nach langem Sitzen.

## Rumex crispus (Krauser Ampfer)

**Potenz:** D1–D3. Blutandrang zum Kopf. Stirnkopfschmerz. Herzklopfen. **Kehlkopfkatarrh, Luftröhrenkatarrh. Trockener, ermüdender Husten,** schlimmer durch Sprechen, wenig Schleim. Trockener nächtlicher Husten. Asthma der Alkoholiker. Kitzelhusten bei kalter Luft. Darmkatarrh. **Hautausschläge** (Krätze). Nesselsucht. Trockenheitsgefühl in der Nase.

## TIPP

**DOPPELT HILFREICH**

Bei Muskelverhärtung, Bluterguss, Fettgeschwulst (Lipom), Krampfadern hilft die folgende, meiner Erfahrung nach sehr bewährte Mischung: Ruta- und Hamamelis-Urtinktur im Verhältnis 1:1 mischen und auftragen.

## Ruta graveolens (Weinraute)

**Potenz:** D1–D3; Ruta extern®, DHU (Tinktur 1:20 mit Wasser verdünnt bei Wundliegen sowie bei Schürfwunden).
Verletzung, Quetschung, Verrenkung, Verstauchung. Stoß- und Sturzverletzungen von Knochen und Knochenhaut. **Knochenschmerzen. Umknicken, Verdrehen des Fußes**, Abknicken der Knie. **Gefühl von verkürzten Kniekehlen.** Gliederschmerzen, schlimmer in Ruhe, besser bei Bewegung. Ischias. Rheumatische Rückenschmerzen. Eingewachsene Zehennägel. **Sehschwäche** durch viel Lesen, Handarbeiten. **Schmerzen in den Augen.** Augentränen. Kraftlosigkeit. Mastdarmvorfall. Schleimiger Durchfall, mit Verstopfung wechselnd. Harndrang, Blasenschwäche. Periodenblutung zu früh, zu schwach, Ausfluss danach (Weißfluss). Gebärmutterblutungen. Drohende Fehlgeburt.

## Sabal serrulatum (Sägepalme)

**Potenz:** Urtinktur, D1–D2 (D2 alle 5 Minuten). **Prostatavergrößerung**, Harndrang. Blasenkatarrh, Schmerzen beim Urinieren; dünner Harnstrahl, Harntröpfeln, -verhalt. Bettnässen durch Blasenreizung. Gefühl, die Blase sei prall gefüllt. Entzündliche Schwellung d. Eierstöcke. Gebärmutterverlagerung. Empfindlich geschwollene Brustdrüsen.

## Sambucus nigra (Holunder)

**Potenz:** D1–D3 **Starkes Schwitzen**, vor allem um Mitternacht. Stockschnupfen, ver-

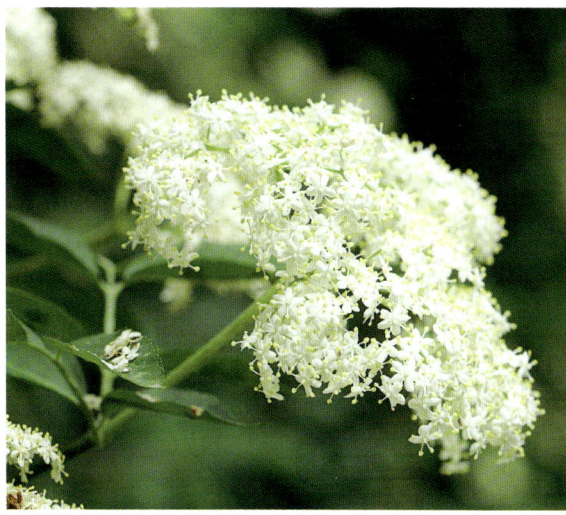

Als Tee bei Erkältung altbewährt, lindert Holunder diese auch in potenzierter Form.

stopfte Nase der Säuglinge. Kehlkopfkrampf, **Stimmritzenkrampf.** Heiserkeit, Husten, **Asthma**, Blauwerden des Gesichts. Giemen, pfeifender Atem. Erstickungsanfälle nachts. Aufschrecken aus dem Schlaf mit Schreien, Angst, Zittern. Engbrüstigkeit, Brustdrücken. Erkältung bei Säuglingen (die Stillende nimmt das Mittel ein).

## Sanguinaria canadensis (Kanadische Blutwurzel)

**Potenz:** D3, D12, C30. **Migräne**, heftige, bohrende, klopfende **Kopfschmerzen**, im Hinterkopf beginnend, zum rechten Auge aufsteigend, auch mit Übelkeit und Erbrechen. Oft morgens beginnend, sich steigernd im Lauf des Tages. Periodisch auftretend, besser im Liegen. Schlimmer durch Geräusche. **Kopfweh** mit rheumatischen Beschwerden in Armen, Hüften, Kreuz, Schultern. Steifheitsgefühl der Glieder, mehr rechts. **Blutandrang zum Kopf** mit Ohrensausen. Gesichtsröte. Nackensteife. Hitzewallungen der Wechseljahre. Brennen in Handtellern und Fußsohlen. Schwindel beim Kopfdrehen. Zahnweh in hohlen Zähnen. **Schnupfen mit rauem Hals**, Niesen; wundmachender Fließschnupfen, abwechselnd mit Stockschnupfen. **Schleimhautpolypen der Nase. Starker Husten ohne Auswurf mit Wangenröte.** Kitzelhusten. Pseudokrupp. Luftröhrenentzündung. Rachenentzündung mit Brennen und Trockenheit. Akuter Magenkatarrh mit Kopfweh, Übelkeit. Rheumatische Nackenschmerzen.

## Secale cornutum (Mutterkorn)

Potenz: D4, D6. **Zu schwache und ausbleibende Wehen**. Mangelhafte Austreibung der Nachgeburt. Gebärmutterkrämpfe bei den Wehen und nach der Entbindung. Übelriechende Gebärmutterblutungen. Gebärmutterentzündung. **Fehlgeburt** (auch vorbeugend). Schwächende, schnell nacheinander auftretende Durchfälle. Lähmungserscheinungen der Beine. Wundbrand der Zehen bei alten Leuten. Angstgefühle. **Tief in den Höhlen liegende Augäpfel.** Depressionen. **Schlechtes, blasses Aussehen, mit blauen Augenrändern.** Schlaflosigkeit mit Unruhe und Hitzegefühl. Erschöpfung. Sommerliche

Durchfälle der Kinder. **Krämpfe der Arme und der Beine mit Zuckungen.** Einschlafen der Glieder. Gesichtsneuralgien. Kribbeln. Rückenmarksentzündung. Rheuma mit angeschwollenen Gelenken. Migräne mit Übelkeit und Erbrechen. Grauer Star, Sehschwäche, Doppeltsehen, Nebelsehen. Durchblutungsstörungen an den Händen und Füßen, beginnend als Kribbeln, Kältegefühl, wie abgestorbene Finger, Morbus Raynaud. Gefäßkrämpfe in den Beinen. Arterienverkalkung. Muskelschrumpfung aufgrund von Durchblutungsstörungen.

## Selenium amorphum (Selen)

Potenz: D6–D10 Heiserkeit bei Sängern, raue Stimme. Schmerzen in allen Gliedern. Unverträglichkeit von Zugluft. Schlechter Schlaf. Abmagerung im Gesicht, an Schenkeln und Händen. Stechender Kopfschmerz, schlechter durch Sonne und starke Gerüche. Schwindelanfälle, Angstschweiß. Blasses Gesicht. Lebervergrößerung, Ausschlag in der Lebergegend. Verstopfung, Knollenstuhl. Appetitverlust. Übelkeit nach dem Essen. Fettige Haut mit Pickeln. Schwache Geschlechtsfunktion bei Mann und Frau mit Schwäche im Kreuz. Vorzeitiger Samenerguss. **Impotenz,** ungenügende Erektion. Prostataentzündung. Fremdkörpergefühl im Mastdarm. Blasenkatarrh. Nachtröpfeln, unwillkürlicher Harnabgang. Nervliche Erschöpfung mit nachlassender geistiger Leistung, Vergesslichkeit.

## Sepia officinalis (Tintenfisch)*

**Potenz:** D3, D12, D30. Das Frauenmittel für blasse, zarte, nervöse und reizbare Frauen. **Eitriger Ausfluss der Frau.** Zu schwache, zu häufige, schmerzhafte oder ausbleibende Periode. **Beschwerden der Wechseljahre.** Gebärmutterblutungen, Gebärmuttervorfall. Hitzewallungen, Schwitzen (kalte Schweiße). **Schwangerschaftsbeschwerden** wie Übelkeit, Erbrechen. **Beschwerden, die sich vor der Regelblutung verschlimmern.** Übelriechender Ausfluss. Bohrende Kopfschmerzen, **chronische Kopfschmerzen.** Blutandrang zum Kopf mit klopfenden Schmerzen, Migräne (durch Ärger ausgelöst). **Gesichtsneuralgien.** Saures Aufstoßen. Verlangen nach Saurem. **Magenschmerzen nach dem Essen.** Kloßgefühl im Magen. **Stuhlverstopfung mit vergeblichem Stuhldrang.** Leberschwellung, Leberbeschwerden. Beim Mann Prostatavergrößerung, gutartige; vorzeitiger Samenerguss. Schuppenflechte. Ekzeme. **Hautausschläge,** auch nässende mit Juckreiz, Brennen. Fußschweiß. Übelriechender Achselschweiß. Gelbliche Flecken im Gesicht. Ischias. Rheuma. Unruhige Gliedmaßen (Zucken). Rückenschwäche beim Gehen. Einschlafen der Glieder. Hände heiß, Füße kalt. Husten mit salzig schmeckendem Auswurf. Rauer nächtlicher Husten. Keuchhusten. Traurigkeit, Depressionen. Überempfindlichkeit gegen Geräusche. Hysterisch. Launisch. Gedächtnisschwäche. **Unwillkürliches Kopfschütteln.** Unverträglichkeit von schwüler Luft und langem Sitzen. Alkoholsucht. Sehstörungen, »Mückensehen« (mouches volantes). Empfindlich gegen Tageslicht. Gerötete, entzündete Augen. Hornhautentzündung. Beginnender grauer Star. Chronisches Herzklopfen. Schwindelgefühle auf freien Plätzen. **Harndrang, häufiges Wasserlassen. Bettnässen.** Venöse Stauungen in den Beinen (Ödeme), Krampfadern. Hämorrhoiden. Unterschenkelgeschwüre.

Aus dem Tintenfisch wird eines der bewährtesten homöopathischen Frauenmittel gewonnen.

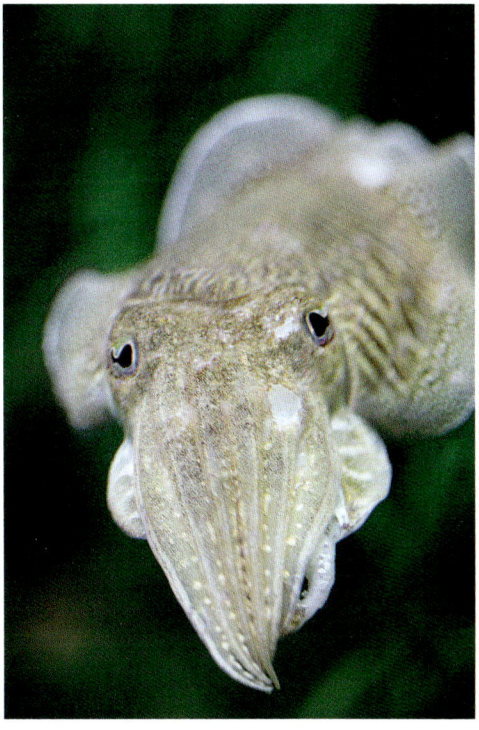

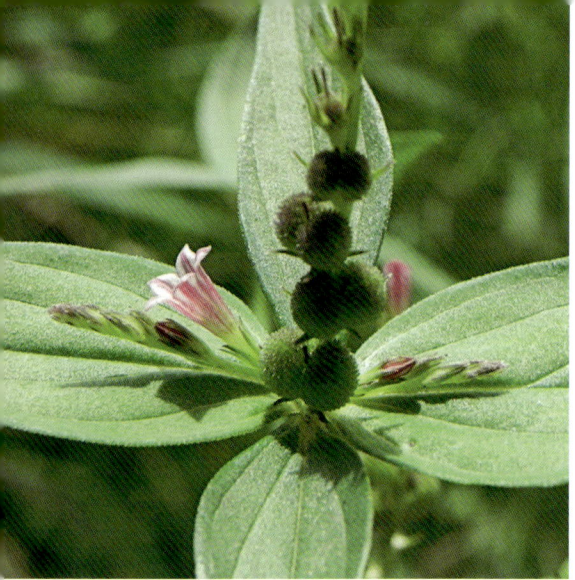
Die Spigelie stammt aus Südamerika und hat ein breites homöopathisches Wirkspektrum.

## Spigelia anthelmia (Spigelie)

**Potenz:** D3–D6. **Periodisch auftretende linksseitige, zuckende Kopf-** und **Gesichtsschmerzen. Stiche im Kopf. Kopfneuralgie. Herzklopfen, Herzmuskelentzündung, Herzvergrößerung, v. a. bei akutem Rheuma. Herzarrythmie.** Herzbeklemmung. Herzfehler. Herzangst bei Wetterwechsel. Herzinnenhautentzündung während Infektionskrankheiten (Grippe, Scharlach, Diphtherie). Rheuma mit Gliederreißen. Muskelzuckungen in Rücken sowie Gliedmaßen. Wurmbefall. Einschnürende Magenschmerzen. Luftaufstoßen. Schwindel, geistige Trägheit, Vergesslichkeit. Einschlafstörungen durch geistige Unruhe, gestörter Schlaf durch Träume. **Gerötetes Augenweiß. Augenentzündung in Zusammenhang mit**

**Rheuma, Gicht.** Entzündete Augenlider. Schlaffe Oberlider. Nervöse Augenschmerzen. Empfindliches Gehör, Ohrenklingeln. Schwerhörigkeit. Klopfende, reißende Zahnschmerzen. Harndrang. Atembeschwerden. Häufiges Niesen, verstopfte Nase.

## Spongia tosta (Meerschwamm)

**Potenz:** D1–D6. **Asthma. Krupphusten.** Pseudokrupp. Husten mit Wundschmerz. Husten, tief aus der Brust. Lungenentzündung (Heilstadium). *Heiserkeit bei Sängern, Rednern,* chronische Heiserkeit. Belegte Stimme. Kehlkopfschmerz. **Drücken, Stechen im Kopf.** Rheumatische Herzmuskelentzündung, Herzklappenschwäche. Herzerkrankungen. Aneurysma. Herzenge. Harter Stuhl. Harndrang mit wenig Harnabgang.

## Staphisagria (Stephanskörner)

**Potenz:** D3–D6. Quecksilberbelastung. Gesichtsschmerzen. **Schmerzen in kariösen oder abgebrochenen Zähnen.** Klopfendes Zahnweh, das bis in die Augen ausstrahlt. Zahnfleischschwellungen. Verhärtete Gerstenkörner am Auge. Chronische Entzündungen der Lider; Knötchen. **Mürrisch, launisch.** Beschwerden nach Ärger. **Weinerlich,** hypochondrisch. Knochenschmerzen. Ischiasbeschwerden bei Älteren. Nässende Kopfhautausschläge. Feigwarzen. Lupus-Ausschlag im Gesicht. Schlecht heilende Schnittwunden. Geschwollene Unterkiefer- und Leistenlymphknoten. Verstopfte Nase.

Heiserkeit, raue Stimme. Kitzelhusten, Brustbeklemmung. Schmerzende Hämorrhoiden. **Stuhlverstopfung bei trägem, schlaffem Darm. Harndrang** bei Prostatavergrößerung mit Harntröpfeln. Brennen in der Harnröhre. **Erhöhter Geschlechtstrieb.** Morgenübelkeit bei Schwangeren. Heißhunger bei gefülltem Magen.

## Sulfur (Schwefel)*

**Potenz:** D4, D12, C30. Wichtiges Reaktionsmittel und Blockadebrecher bei chronischen Krankheiten und medikamentös unterdrückten Beschwerden. Ein Konstitutionsmittel für alle Konstitutionen. Bei chronischen Beschwerden als Zwischenmittel geeignet. Das Mittel für Schlechtgelaunte, die alles kritisieren; oft weinen, Ängste haben. **Chronische Hautausschläge.** Trockene, raue, aufgesprungene Haut, Ekzeme. Warzen. Leberflecke. Akne, Mitesser, fettreiche Haut. Furunkel. Hautbeschwerden nach unterdrückten Beschwerden, z. B. mit Cortison. **Hautgeschwüre, Nagelgeschwüre.** Wildes Fleisch (schwammig). Gesichtsrose. Juckreiz. Hautschwellungen (Ödeme). Hautjucken, im Bett schlimmer. Gewebebrüche wie Leistenbruch. Verdauungsstörungen. **Verstopfung, harter, knolliger Stuhl.** Verdauungsstörungen, stinkende Winde. Durchfall, chronisch, auch akut. Vorbeugung gegen Darminfektionen. Madenwürmer. Juckreiz und Brennen im After, **Hämorrhoiden.** Chronische Leberentzündung

mit Verhärtung der Leber. Magenkrämpfe, Magenbrennen. Saures Aufstoßen. Sodbrennen, Übelkeit. Heißhunger. Mundgeruch. Ständiger Durst. Unterschenkelgeschwüre. Krampfadern. Chronische Katarrhe. Stockschnupfen, Fließschnupfen. Kehlkopf- und Luftröhrenentzündung. Brust- und Rippenfellentzündung. Wundmachende Schleimhautentzündungen. Impfbelastungen. Generell chronische Entzündungen. Grauer Star. Alkoholsucht. Gicht. **Knochenschmerzen.** Rheuma. Kniegelenksentzündungen. **Knochenverkrümmung.** Knochenentzündungen. Ischias mit brennenden, stechenden Schmerzen, Lähmungen. Schwäche im Kreuz. Unruhe, Zahnschmerzen. **Entzündungen der Lymphknoten.** Chronische Augenentzündung. **Verhärtete Lymphknoten.** Kopfschmerzen. Unregelmäßige Periode. Ausfluss. Gebärmuttervorfall. Phimose (Vorhautverengung). Unregelmäßige Regel. Vorzeitiger Samenerguss. Blutandrang zum Kopf. **Häufiges Wasserlassen. Bettnässen.** Epilepsie. Metallvergiftungen.

## Symphytum officinale (Beinwell)

**Potenz:** D1–D3; äußerlich Symphytum ad usum externum®, DHU. **Knochenbruch** (fördert die Kallusbildung), **Quetschung, Verletzung der Knochenhaut, Wunden mit Knochenbeteiligung.** Verletzungen von Sehnen und Bändern durch Stoß, Sturz, Druck. Knochenhautentzündung. Schmerzen in den Augen durch Druck, Schlag.

## Tartarus emeticus (Brechwein-stein)

**Potenz:** D4–D12. **Katarrh mit Schleimrasseln. Lungen- und Brustfellentzündung.** Husten mit Brechreiz. Verschleppter Bronchialkatarrh. Keuchhusten. Luftröhrenentzündung. Hustenreiz mit Katarrh. Rasselnder, kratzender Husten. **Brechwürgen.** Der Schleim kann nicht abgehustet werden. Erstickungssymptome. Herzklopfen mit Druckgefühl. **Hexenschuss, Ischias.** Akutes Rheuma. Müdigkeit. Zurückgebliebene Ausschläge nach Scharlach, Masern, Windpocken. Heftiges Erbrechen. Speichelfluss, Stirnschweiß. Magendruck, Völlegefühl, Übelkeit, Verstopfung. Durchfall mit Erschöpfung. Schleimig-blutige Stühle, wässrige Durchfälle im Sommer durch Erkältung.

## Thuja occidentalis (Lebensbaum)

**Potenz:** D4–D12, C30; äußerlich Thuja extern®, DHU. **Impfbelastung** und dadurch Krankheiten wie Keuchhusten, Katarrh, Grippe, Augenentzündung der Neugeborenen, Anämie. Gerstenkorn. Bindehautentzündung. Polypen. Verdauungsstörungen. Neuralgien. Rheuma. Schuppenflechte. Ekzeme. Cellulite. Nagelwachstumsstörungen. Raue, krustige, leicht blutende Warzen (äußerlich Tinktur, innerlich D30). **Massenhafte Warzen, Feigwarzen.** Braune, marmorierte Flecke vor allem an den Unterarmen. Muttermale. Langsames Haarwachstum, trockene, gespaltene Haare. Verstimmung, Unlust, Unzufriedenheit. **Suchen der Worte, langsames Sprechen.** Akute Gicht, Rheuma. Augentränen beim Gehen. Sehstörungen. Kopfschmerzen, ruckartig. Migräne. Kolikschmerzen wie von Darmverschlingung. Durchfall nach dem Frühstück. **Stuhlverstopfung.** Hämorrhoiden mit stechenden Schmerzen. Dickdarmpolypen. Brennen in der Harnröhre. Häufiges Wasserlassen. Eichelgeschwür. Prostataentzündung. Harnwegserkrankungen. Warzen an Muttermund, Geschlechtsorganen. Chronischer Schnupfen mit Wucherungen der Schleimhäute (Polypen). Chronische Nebenhöhlen- und Rachenentzündung (mit Polypen). Schorf in der Nase. **Kleine Geschwülste unter der Zunge.** Zahnfleischauswüchse. Husten mit Auswurf (Kügelchen). Hartnäckiger Keuchhusten, hartnäckige Bronchialkatarrhe. Starkes Herzklopfen. Zahnkaries. Ziehen und Spannen in den Nackenmuskeln.

## Uva ursi (Bärentraube)

**Potenz:** D2–D3. **Akute und chronische Katarrhe der Blase und der Harnröhre.** Harndrang und Brennen in der Harnröhre. Entzündung des Nierenbeckens infolge von Harngries oder Nierensteinen.

## Veratrum album (Weiße Nieswurz)

**Potenz:** D4–D6. **Kreislaufkollaps.** Herzschwäche nach akuter Erkrankung. **Krankheiten mit Kälte der Haut, kaltem Stirnschweiß, kalten Gliedmaßen, sinkender**

**Kraft**. Neigung zu Ohnmacht. Folgen von Schreck. **Große Angst. Anfälle von Verwirrung. Gedächtnisverlust**. Fahles Gesicht. Kältegefühl des ganzen Körpers. Kreuz- und Rückenschmerzen, **Rückenmarkerkrankungen**. Gliederschmerzen, schlimmer im Bett. Schwache Nackenmuskeln. Schlaffe Muskulatur. Menstruationskrämpfe mit Kollapsneigung. **Schmerzanfälle mit Delirien. Keuchhusten** im dritten Stadium. Zugeschnürte Kehle. Trockener, hohler Husten, v. a. nachts. Speichelfluss. Asthma, Herzklopfen. Chronische Verstopfung durch Darmschwäche (wenn andere Mittel versagen). Sommer-, **Brechdurchfall**. Durchfall mit Kräfteverlust und »Schneiden« im Bauch. **Schwäche nach Chinin-Missbrauch**.

## Zincum metallicum (Zink)

**Potenz:** D3–D12. Langwierige Hautausschläge. Überbein. **Von Krämpfen begleiteter Harndrang** mit Blutausfluss. **Krämpfe. Epilepsie**. Zappelige Kinder. Aufschrecken im Schlaf. Unruhige Träume, Schlaflosigkeit. Unruhe in Beinen und Armen. Schwindel beim Gehen. **Zähneknirschen**. Hals- und Kehlkopfkrämpfe. Asthma. Krampfartige Brustschmerzen beim Fahren. Brustbeklemmung. **Krampfhusten**. Herzarrythmie. **Herzkrämpfe**. Lähmungen nach Schlaganfall. Krampfadern. Blähungen, Verstopfung durch Krämpfe, harter Stuhl. Sodbrennen, schlimmer durch Wein, in der Schwangerschaft. **Unruhe in den Beinen** mit Bewegungsdrang (Restless Legs). Ischias. **Starkes Zittern am ganzen Körper**. Zuckungen. **Lähmung der Arme**. Einschlafen der Hände morgens beim Aufstehen. Muskelzuckungen. Nierengries. Starkes Hautjucken, v. a. nachts. Empfindliche Kopfhaut. Hartnäckige Migräne, neuralgischer Stirnkopfschmerz. Druckgefühl an der Nasenwurzel. Krämpfe. Zahnungskrämpfe. Gedächtnisschwäche. Depressionen mit Wahnvorstellungen. Reißen, Ziehen in den Gelenken. **Gehirnentzündung**. Scharlach mit Gehirnsymptomen. **Hydrozephalus** (Wasserkopf bei Kindern mit Entzündung). Gehirnerweichung. Lähmung der Augenlider. Eitrige Augenentzündung bei Kindern. Hornhautverdunklung. Geruchsverlust. Trockene Nase. Zahnfleischbluten. Empfindliche Zähne beim Kauen. Menstruation zu früh, spärlich, schmerzhaft. Anschwellung der Leber.

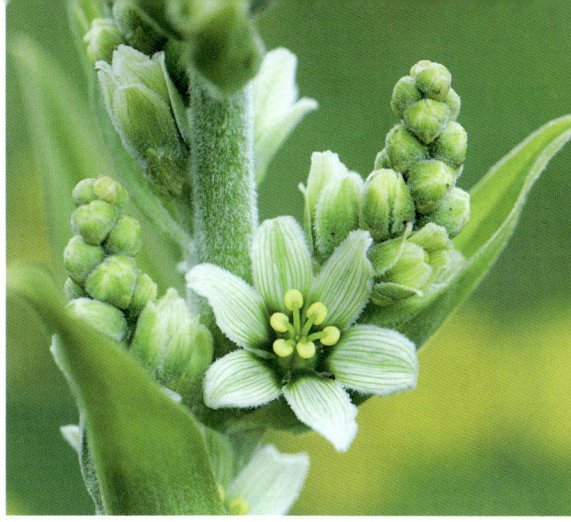

Die Weiße Nieswurz wirkt in homöopathischer Form wärmend und klärend.

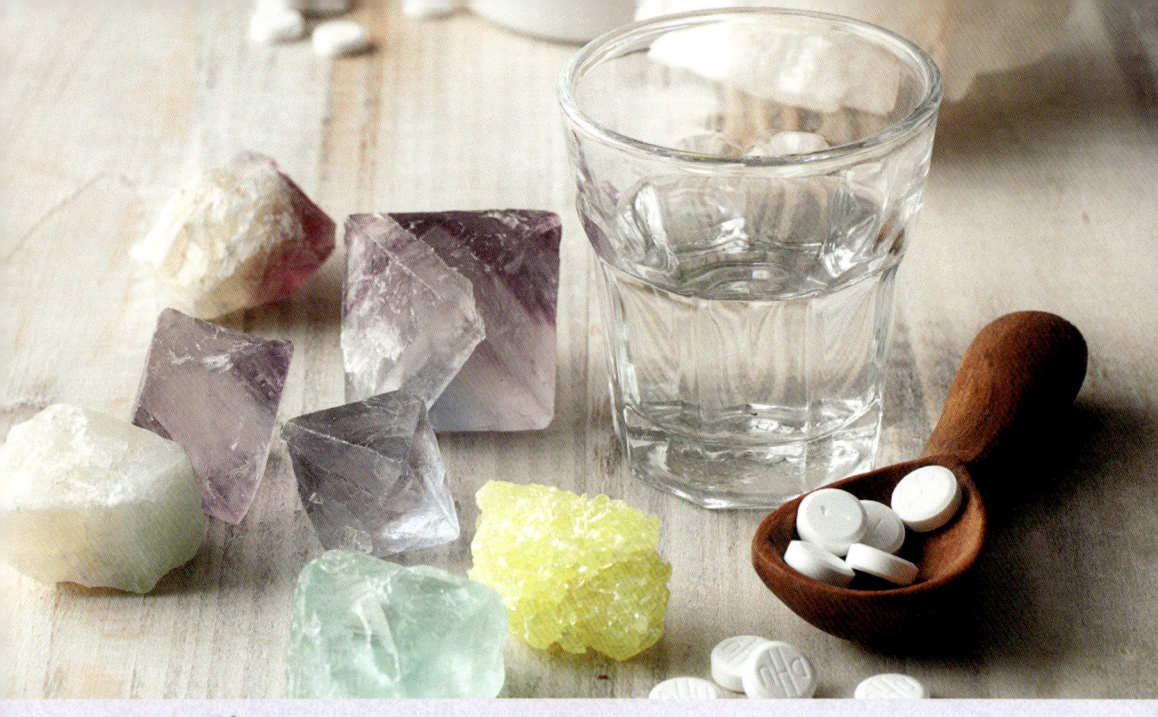

# SCHÜSSLER-SALZE: ORGANISMUS IN BALANCE

Die klar umgrenzte Mittelauswahl der Schüßler-Salz-Methode macht es Ihnen leicht, schnell das richtige Mittel zu finden.

## Anwendung und Dosierung

Die Mittel erhalten Sie nur in der Apotheke – in Tablettenform. Dr. Schüßler kam zu dem Schluss, dass fast immer die D6-Verdünnung geeignet ist. Nur bei drei Salzen, die auf-grund ihrer Struktur schwerer löslich sind, entschied er sich für die höhere Potenz D12. Die Aufnahme des Wirkstoffes über die Mundschleimhaut ist wichtig für die Entfaltung der Wirkung. Deshalb lässt man die Tabletten im Mund zergehen.

Bei akuten Beschwerden wie Kopfweh oder Halsentzündung nehmen Sie die Salze bei den ersten Anzeichen, oft fühlen Sie sich dann in einigen Stunden beschwerdefrei.

Bei chronischen Beschwerden wie etwa Stockschnupfen oder Hautausschlag kommt die Regeldosierung zum Einsatz. Sie gilt auch zur allgemeinen Stärkung und bei Kuren, wenn nicht anders angegeben. Die genauen Dosierungen finden Sie im Kasten.

### DIE »HEISSE SIEBEN«

Die Nr. 7 Magnesium phosphoricum D6 ist der Schmerz- und Krampflöser der Biochemie. Schüßlers Nachfolger führten die »Heiße Sieben« aufgrund guter praktischer Erfahrungen ein. Bei akuten Beschwerden löst man für Kinder 5, für Jugendliche und Erwachsene 10 Tabletten in heißem Wasser auf und trinkt es schluckweise, speichelt dabei jeden Schluck gut ein, um die Aufnahme über die Mundschleimhaut zu gewährleisten. Inzwischen gibt es die Nr. 7 als Pulver im »Sachet«, es entspricht 10 Tabletten.

## Die Anwendung der Salben

Die Schüßler-Salben unterstützen bei Haut-, Gelenk- und Muskelbeschwerden, kleinen Verletzungen und Insektenstichen die Wirkung des entsprechenden eingenommenen Salzes. Sie können sie bei allen äußerlichen Beschwerden auftragen und sie auch wunderbar für die Körperpflege verwenden! Bei akuten Beschwerden wie Sonnenbrand, rissigen Lippen oder Hautirritationen tragen Sie die Salbe mehrmals täglich dünn auf die betroffene Stelle auf, bei chronischen Beschwerden 1- bis 2-mal täglich.

### SALBENPFLASTER UND -UMSCHLAG

Bei Gelenkbeschwerden die Salbe messerrückendick auf die betroffene Stelle auftragen, darüber kommt ein großflächiges Pflaster oder ein Verband. Bei Magen-Darm- oder Leber-Galle-Beschwerden tragen Sie analog dem eingenommenen Salz die Salbe auf den Oberbauch auf. Darüber ein feuchtheißes Tuch, dann ein trockenes, obenauf eine Wärmflasche. 15 Minuten wirken lassen.

## INFO

### DOSIERUNG

Bei akuten Beschwerden: Erwachsene und Teenies alle 5 bis 15 Minuten, Kinder unter zwölf 1- bis 2-stündlich 1 Tablette. Bei Nachlassen der Beschwerden alle 1 bis 2 Stunden 1 Tablette, später 3- bis 6-mal täglich. Für ein Baby lösen Sie 1- bis 2-stündlich 1 Tabl. in wenig Wasser auf und streichen ihm den Brei auf die Lippen. Regeldosierung bei chronischen Beschwerden: Erwachsene und Teenies 3- bis 6-mal täglich 1 bis 2 Tabletten. Kinder unter zwölf 3- bis 4-mal täglich 1 Tablette. Babys über den Tag verteilt 2 bis 4 aufgelöste Tabletten (s. o.). Die Einnahme kann in Absprache mit dem Therapeuten mehrere Monate fortgesetzt werden.

# Die 12 Basissalze

Hier finden Sie nun zunächst die ursprünglichen, von Dr. Wilhelm Heinrich Schüßler beschriebenen zwölf »Funktionsmittel« mit den Beschwerden, bei denen sie jeweils hilfreich sind. Die zwölf Ergänzungsmittel sind in der Tabelle auf Seite 100 und 101 aufgelistet und beschrieben.

## Nr. 1 Calcium fluoratum D12

Bänder- und Sehnenschwäche (wie Platt-, Senk-, Spreizfuß); verhärtete Sehnen in der Hand (Dupuytrensche Kontraktur). Arthrose (zusammen mit Nr. 11). Wirbelgleiten (Wirbelkörperverschiebungen durch instabile Bänder). Knochenauswüchse wie Fersensporn und Überbein. Besenreiser, Hämorrhoiden, Krampfadern. Hauteinrisse (Handflächen, After); faltige und schlaffe Haut, Hautschrunden, übermäßig harte Hautstrukturen. Schwangerschaftsstreifen und Hautstreifen nach der Anwendung von Cortison; übermäßige Hornhaut sowie Nagelerkrankungen; harte Warzen an Händen und Füßen. Chronische Kehlkopfentzündung mit Knötchen an Stimmbändern (Sängerknötchen). Neigung zu Zahnkaries, lockeren Zähnen. Osteoporose (Knochenschwund) und Osteomalazie (Knochenerweichung); vergrößerte sowie erhärtete Schilddrüse (harter Kropf); Blutschwämmchen. Chronische Venenentzündung, Gerstenkörner, Organsenkungen.

## Nr. 2 Calcium phosphoricum D6

Knochenbrüche, kindliche Wachstumsschmerzen und verzögertes Knochenwachstum. Krämpfe (vor allem Muskelkrämpfe an Armen und Beinen), krampfartige Nervenschmerzen mit Kribbeln, Taubheits- und Kältegefühl. Wirbelsäulenbeschwerden. Nervosität, nervliche Schwäche. Erschöpfung nach Krankheiten; schnelle Ermüdung bereits nach geringer Belastung. Appetitlosigkeit, Hyperaktivität, allgemeine Unruhe (vor allem bei Kindern). Zahnungsbeschwerden beim Baby. Hautausschläge mit eiweißartiger Absonderung. Gelenkergüsse.

## Nr. 3 Ferrum phosphoricum D12

Konzentrations-, Gedächtnisschwäche, Störungen des Eisenstoffwechsels. Hitzewallungen, allgemeine Erschöpfung. Zur Immunstärkung. Schmerzen wie Kopfweh und Muskelschmerzen. Alle akuten Entzündungen wie etwa Erkältungskrankheiten. Blutandrang zum Kopf mit Druckgefühl. Fieber bis 39,4 Grad. Entzündungsbedingtes Zahnweh. Zungenbrennen; trockener Husten, Bronchitis; Magen-Darm-Schleimhautentzündung, Durchfall. Verstopfung durch Darmschwäche. Zu starke oder zu früh einsetzende Menstruation. Rheumatische Entzündungen im Anfangsstadium. Verletzungen, Muskelkater, Prellungen, akute Sehnenentzündung; akute Rückenschmerzen, Hexenschuss. Schürf-, Schnitt- und Quetschwunden; alle Verletzungen, Verbrennungen wie Sonnenbrand, Hautentzündungen im Anfangsstadium, Bettnässen, Haarwachstumsstörungen. Alle Blutungen an Haut und Schleimhäuten. Nächtliches Herzklopfen. Blutschwämmchen.

## Nr. 4 Kalium chloratum D6

Schleimhautkatarrhe, meist als Folgemittel von Nr. 3: Hals-, Mandel- und Rachenentzündung, Stockschnupfen, Tubenkatarrh, Mittelohrentzündung. Sehnenentzündungen und Schleimbeutelentzündungen der Gelenke, rheumatische Gelenk- und Muskelentzündungen. Magen- und Darmschleimhautentzündungen. Weiche Warzen. Aphthen. Weißlicher Auswurf, weißliches Augen- und Nasensekret; Husten mit Bronchitis. Über-/Untersäuerung des Magens; Nierenschwäche. Regelbeschwerden mit dick-schwärzlichem Blut. Hautausschläge (Flechten mit weißlicher Auflagerung / weißer Schuppung). Verletzungen; Verbrennungen zweiten Grades mit Blasenbildung. Beschwerden nach Impfung, etwa Hautausschlag. Hartnäckige Mittelohrkatarrhe mit eingeschränktem Hörvermögen.

## Nr. 5 Kalium phosphoricum D6

Allgemeine Erschöpfung, Schwäche (geistig, körperlich, v. a. nervlich). Nervös, ruhelos, reizbar, verstimmt; Versagensangst, Aufmerksamkeits-, Gedächtnis-, Konzentrationsstörungen. Erschöpfungsdepression (aufgrund psychischer oder körperlicher Verausgabung). Schlafstörungen wegen Denken, nervöse Schwäche. Mundschleimhautentzündung, andere Schleimhautreizungen; Zahnfleischbluten, Aphthen (übelriechend, mit hellrotem Rand); Kopfweh mit nachfolgender oder gleichzeitiger großer Schwäche. Magenerschlaffung, Magenerweiterung. Fäulnisprozesse im Darm mit Blähungen und Winden. Nervöse Durchfälle. Neuralgien. Nervöse Blasen- oder Darmschwäche, z. B. vor Prüfungen. Kreisrunder Haarausfall. Herzmuskelschwäche, Herzrhythmusstörungen; hartnäckige Entzündungen, übelriechende Geschwüre. Fieber über 39,5 Grad Celsius.

## Nr. 6 Kalium sulfuricum D6

Ängstlichkeit mit Gefühl von Schwere und Mattigkeit, Traurigkeit, Frostigkeit. Müde und erschöpft. Alle chronischen Entzündungen der Haut / der Schleimhäute mit gelblichem Auswurf oder Sekret. Kehlkopfkatarrh, Zahn- und Kopfweh. Die folgenden chronischen Beschwerden: Bindehautentzündung; Schnupfen; Rachenkatarrh; Nebenhöhlen- und Mittelohrentzündung; Bronchitis. Chronisch gewordene Magen- und Darmschleimhautentzündung, Magenkatarrh mit gelblich belegter Zunge. Gliederschmerzen, wandernde, rheumatische Schmerzen in den Gelenken und den Gliedmaßen. Chronische Hautausschläge, Hautabschuppungen, Schuppenflechte. Lebererkrankungen, Leberschwäche.

> ## Dass diejenigen, welche mit meinen Mitteln operieren, günstige Resultate erzielen, ist ganz natürlich.
>
> DR. WILHELM HEINRICH SCHÜSSLER

## Nr. 7 Magnesium phosphoricum D6

Schmerzen wie Rücken-, Kopf- und Nervenschmerzen (Neuralgien, vor allem blitzartig einschießende Schmerzen), Zahn- und Gliederschmerzen. Muskelverspannung, Krämpfe (z. B. in den Waden), Kribbelgefühl und Zittern (etwa Lidzittern). Darm- und Magenkrämpfe, Gefäßkrämpfe (Migräne). Unterleibskrämpfe während der Monatsblutung. Nervosität, Anspannung, nervliche Unruhe (z. B. Hyperaktivität), Hysterie und Einschlafstörungen; nervös bedingter Durchfall, nervös bedingte Blasenschwäche, »Kloß im Hals« (Globusgefühl). Reizhusten, Kitzelhusten, Krampfhusten; schmerzhafte Blähungen, Blasenkrämpfe, Gallenblasen- und Nierenkoliken und nervöse Herzenge (Beklemmungsgefühl in der Brust); Bronchialkrämpfe mit Atemnot (Asthma); Trigeminusneuralgie.

## Nr. 8 Natrium chloratum D6

Frösteln, Frieren, kalte Hände und Füße. Allgemeines Kältegefühl, Schwäche, Müdigkeit. Verlangen nach Kochsalz. Kräfteverfall, Müdigkeit. Zu geringe oder übermäßige Schleim- und Schweißabsonderung. Trockenheit von Mund, Rachen, Nase, Augen (mit Sandkorngefühl). Ödeme, tränende Augen, Sehstörungen, feuchte Aussprache (Speichelfluss), Fließschnupfen. Depressionen, Weinerlichkeit. Verstopfung mit trocken aussehendem Stuhl (Schleimmangel im Darm); wässriger Durchfall, Magenkatarrh (mit Erbrechen von wässrigem Schleim). Gelenkbeschwerden mit Krachen und Knacken durch Mangel an Gelenkschmiere. Umknicken der Knöchel, schwache Gelenke. Rheuma und Gicht. Trockene Haut, Insektenstiche; Hautbläschen mit wasserhellem Inhalt. Kopfhautschuppen.

## Nr. 9 Natrium phosphoricum D6

Gestörte Fettverdauung, Gicht, Magenschleimhautentzündung, Sodbrennen, Verdauungsstörungen. Reiseübelkeit, Mandelentzündung. Milchsäure-Unverträglichkeit (Milchschorf), Beschwerden nach Milchgenuss, Nahrungsmittelunverträglichkeiten. Blähungen, Völlegefühl, Winde. Sauer riechende Durchfälle; saures Aufstoßen; grün-gelbliche Durchfälle. Roemheld-Syndrom (Blähungen, Atemnot infolge eines aufgetriebenen Leibs, Herzstechen durch Kompression der Lunge); Blasen- und Harnleiterentzündung. Muskelkater; fettige Haut, Mitesser, Akne, schnell fettende Haare, schwammige Haut, Hängewangen. Diabetes.

## Nr. 10 Natrium sulfuricum D6

Wasseransammlungen (Ödeme, z. B. der Unterschenkel, meist bei Venenschwäche im Sommer). Störungen des Fettstoffwechsels (Fettsucht). Depressionen nach Kopf- und Wirbelsäulenverletzungen. Katarrh mit gelb-grünem Sekret. Asthma, Bronchitis, beide schlimmer in feuchter Luft. Verstopfung, Winde, Blähungen; verminderte Sekretion von Gallensäuren (sichtbar an hellbraunem Stuhl oder gelblicher Verfärbung des Augenweißes). Störungen der Sekretabsonderung von Verdauungsorganen (Bauchspeicheldrüse, Gallenblase, Dünn- und Dickdarm); grün-gelbliche Durchfälle. Bettnässen. Rheumatische Beschwerden bei sinkendem Luftdruck. Hautbläschen mit gelblicher Flüssigkeit; nässende Hautausschläge, fettige Haut; Feigwarzen; heftige Akne, Kupferfinnen (Rosacea). Wespenstiche.

## Nr. 11 Silicea D6

Abwehrschwäche, Bindegewebsschwäche; Schwund von Bindegewebe (dadurch tiefliegende Augen). Aufbau- und Ernährungsstörungen des Körpers nach zehrenden Krankheiten. Arteriosklerose. Eiterungsprozesse und immer wiederkehrende Mittelohrentzündungen. Blähungen und Winde aufgrund übermäßiger Gasbildung (in D3). Ar-

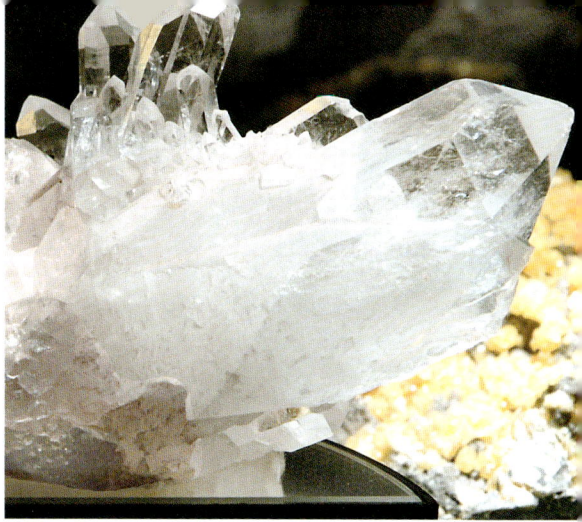

Das Salz Silicea festigt alle körperlichen Strukturen und gibt ihnen mehr Ordnung.

throse, Gicht. Haltungsschäden, Spreiz- und Senkfüße. Bandscheibenschwäche, Knochenhaut- und Sehnenscheidenentzündungen; Faltenbildung im Gesicht, brüchige und stumpfe Haare, brüchige/erkrankte Finger- und Fußnägel. Trockene Haut, Akne (an Stirn, Nacken und Rücken), Schuppenflechte. Eiterungen; schlechte Wundheilung.

## Nr. 12 Calcium sulfuricum D6

Stoffwechselträgheit, Ausscheidungsschwäche der Entgiftungsorgane Darm, Lymphe, Leber, Nieren. Hartnäckige Nebenhöhlenentzündungen; chronischer Schnupfen (gelbliches Sekret); chronische Bronchitis; chronische Blasenentzündung. Chronische und entzündliche Gelenkerkrankungen. Hauteiterungen wie das Gerstenkorn, sofern eine Öffnung nach außen besteht. Abszesse, Furunkel, Karbunkel.

# DIE 12 ERGÄNZUNGSMITTEL

Die von Dieter Schöpwinkel (siehe Seite 32) entdeckten Salze ergänzen und unterstützen die Basissalze. Als alleiniges Mittel werden sie dagegen eher selten angewendet. In Ausnahmefällen kann dies aber passend sein. Die Dosierung der Ergänzungsmittel ist dieselbe wie bei den Basissalzen.

| Schüßler-Salz | Wirkungs-bereich | Hauptanwendungsgebiete |
|---|---|---|
| Nr. 13 Kalium arsenicosum D6 | Haut Lebenskraft Schilddrüsen-funktion | Hautbeschwerden (mit Juckreiz, rissiger Haut), Menstruationsbeschwerden, Schwächezustände, Nervosität, Schlafstörungen |
| Nr. 14 Kalium bromatum D6 | Nervensystem Entzündungs-reaktion | Neuralgien, Schlaflosigkeit, Nervenschwäche (v. a. im Alter), Depressionen, Schleimhautentzündungen im Bereich Nase-Mund-Rachen sowie Magen-Darm, Reizhusten, Asthma, Schilddrüsenüberfunktion |
| Nr. 15 Kalium jodatum D6 | Stoffwechsel Psyche Schilddrüse | Über- und Unterfunktion der Schilddrüse, Kropfbildung, Bluthochdruck, depressive Verstimmung, allgemeine Schwäche, Räusperzwang (verkrampftes Räuspern) |
| Nr. 16 Lithium chloratum D6 | Stoffwechsel Ausscheidung | Missmut bis hin zu Depressionen, chronische Müdigkeit, Gicht, Harnsteine, rheumatische Erkrankungen, nervöse Herzbeschwerden |
| Nr. 17 Manganum sulfuricum D6 | Blut Knorpel Ergänzung zu Salz Nr. 3 | Arthrose, Arthritis, Osteoporose, Knochenerkrankungen, Blutarmut (Anämie), Arteriosklerose, Allergien, Juckreiz |

| Schüßler-Salz | Wirkungs-bereich | Hauptanwendungsgebiete |
|---|---|---|
| Nr. 18 Calcium sulfuratum Hahnemanni D6 | Stoffwechsel Ausscheidung von Giftstoffen | Schwermetallbelastung (vor allem durch Amalgam), Erschöpfung, Auszehrung, Neuralgien, Rheuma, eitrige Entzündungen von Haut und Schleimhäuten (D6 bringt die Eiterung zur Reife, D12 wirkt einschmelzend), schlecht heilende Haut |
| Nr. 19 Cuprum arsenicosum D6 | Nervensystem Haut Verdauungs-system | Abwehrschwäche, zögerliche Genesung, Waden- und Muskelkrämpfe, menstruationsbedingte Bauchkrämpfe, Koliken, Krampfhusten, Asthma, Epilepsie (nur begleitend!) |
| Nr. 20 Kalium Aluminium sulfuricum D6 | Haut Muskeln | Krämpfe von Magen, Darm, Lunge; Verdauungsprobleme, Magen- und Darmschleimhautentzündung, Koliken, trockene Haut und Schleimhäute, Konzentrationsschwäche |
| Nr. 21 Zincum chloratum D6 | Immunsystem Wundheilung Stoffwechsel | Abwehrschwäche, schlecht heilende Haut, Diabetes mellitus, Prostataerkrankungen, niedriger Blutdruck, Nagel- und Haarwachstumsstörungen, vorzeitiges Ergrauen, Depressionen, Unruhe |
| Nr. 22 Calcium carbonicum Hahnemanni D6 | Haut Stoffwechsel | Lymphknotenschwellung, häufige Erkältung mit Entzündungen, Ekzeme, Neurodermitis, Milchschorf bei Babys, Über- und Untergewicht, Erschöpfung, Unlust. Besonders wirksam in Kombination mit Nr. 11 |
| Nr. 23 Natrium bicarbonicum D6 | Stoffwechsel Ausscheidung | Diabetes mellitus, Verdauungsstörungen durch zu wenig Bauchspeichel, Übersäuerung, Sodbrennen, Alkoholkater, trockene Haut, chronische Hautbeschwerden, Akne, Gicht |
| Nr. 24 Arsenum jodatum D6 | Stoffwechsel | Schnupfen, Nasennebenhöhlenentzündung, Chronische Bronchitis, Asthma, Heuschnupfen, Hautentzündungen, Überfunktion (D12) und Unterfunktion (D6) der Schilddrüse, Abmagerung oder Übergewicht, Unterschenkelgeschwüre, Wundliegen, Unruhe und Angst |

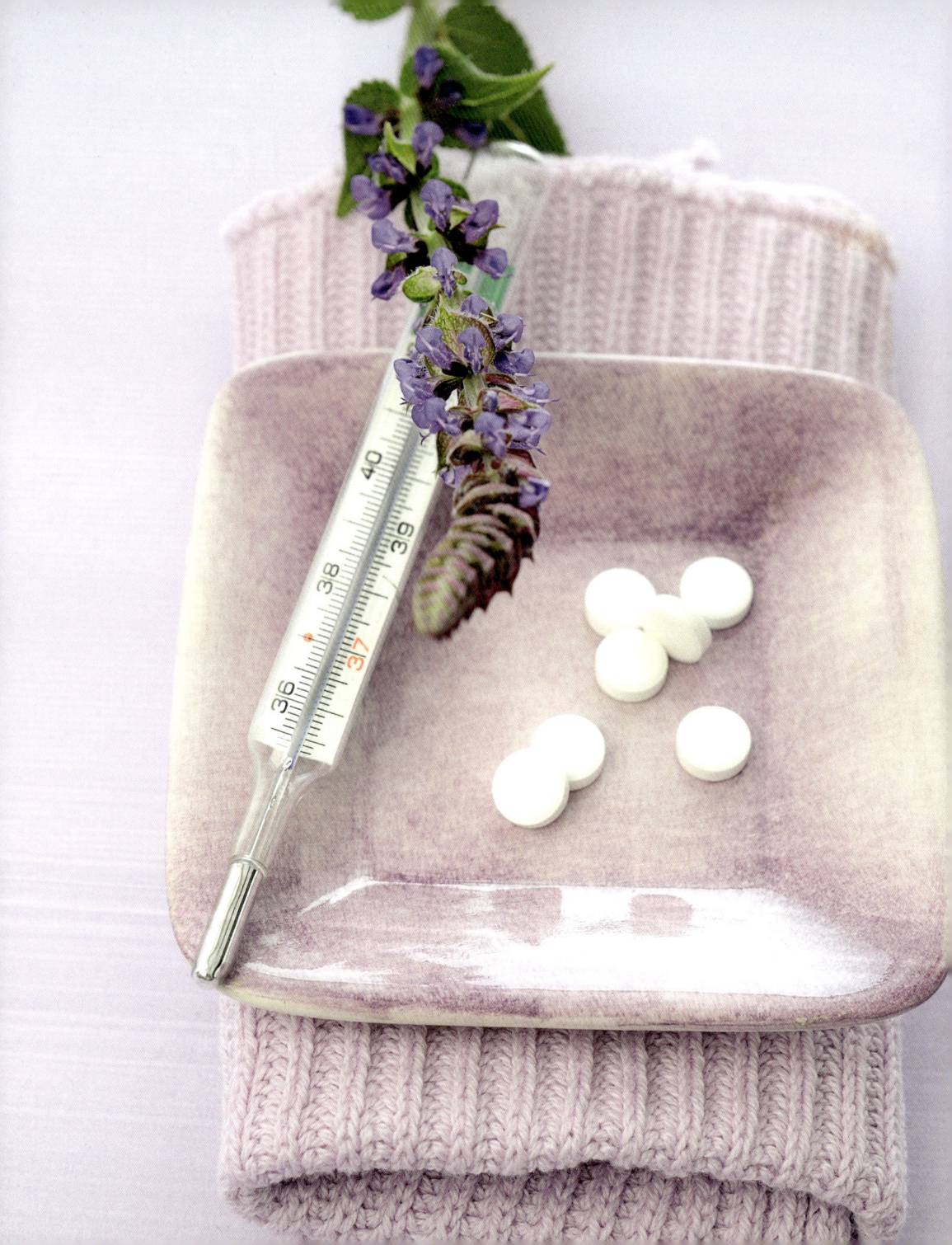

# KÖRPERLICHE UND SEELISCHE BESCHWERDEN BEHANDELN

HIER FINDEN SIE SCHNELL ZU IHRER BESCHWERDE. BEI DER MITTELAUSWAHL IST ES HILFREICH, WENN SIE DIE MÖGLICHERWEISE PASSENDEN MITTEL UND IHRE DOSIERUNGEN NOCHMALS IM ZWEITEN KAPITEL NACHSCHLAGEN.

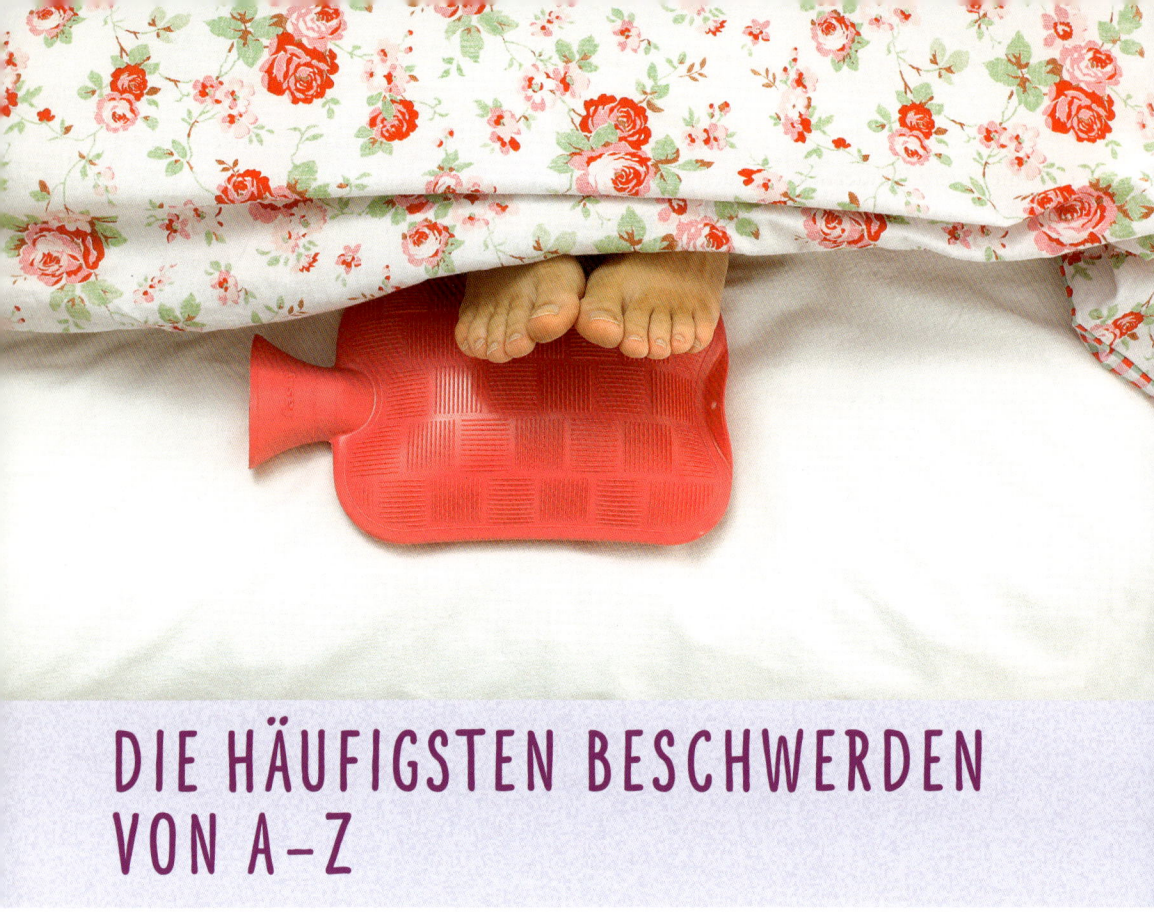

# DIE HÄUFIGSTEN BESCHWERDEN VON A–Z

## Nutzen Sie die sanften Drei

Wichtig: Gehen Sie in allen Zweifelsfällen zu Ihrem Arzt oder Heilpraktiker!

### Abwehrschwäche

Häufige Erkältungen (über 4 bis 6 im Jahr) deuten darauf hin, dass Ihre körpereigene Abwehr geschwächt ist. Essen Sie viel frisches Gemüse und Obst, wenig Zucker, Fastfood und Fertiggerichte. Schlafen Sie genug und nutzen Sie Kneippsche Wasseranwendungen. Lassen Sie im Zweifel vom Therapeuten abklären, ob Medikamente oder hormonelle Störungen die Ursache sind.

#### BEHANDLUNG

**Schüßler-Salze:** Am besten zur Stärkung der Abwehrkräfte ist mein Immun-Schema geeignet, das Sie auf Seite 121 finden.

## AD(H)S

Bei immer mehr Kindern sowie auch bei manchen Erwachsenen wird das Aufmerksamkeitsdefizit-Syndrom mit oder ohne Hyperaktivität (ADHS, ADS) diagnostiziert. Man ist sich nicht einig, ob Leistungsdruck, Vitalstoffmangel oder Umweltbelastungen die Ursache sind. Mit der medikamentösen Ruhigstellung der »Träumer« und »Zappelphilippe« mit Methylphenidat werden tiefere Ursachen oft unter den Tisch gekehrt.

**Bach-Blüten:** Innere Unruhe: Agrimony. Hyperaktivität: White Chestnut, Scleranthus, Impatiens, Cherry Plum, Vervain. Verträumte, verspielte Kinder, die sich vom aktuellen Geschehen zurückziehen: Clematis.

**Homöopathie:** Konzentrationsmangel: Phosphorus C30 (abends 5 Globuli); Unruhe und Nervosität: Phosphorus D12. Unru-

### MEIN PERSÖNLICHER TIPP

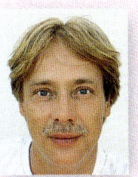

Mein ADHS-Schüßler-Schema hat sich bei Kindern und Jugendlichen bewährt: Morgens Nr. 5 Kalium phosphoricum D6; mittags Nr. 2 Calcium phosphoricum D6, nachmittags Nr. 7 Magnesium phosphoricum D6, vorm Schlafengehen Nr. 21 Zincum chloratum D12. Je 2 Tabletten täglich für 8 bis 12 Wochen.

he und Unvermögen, klar zu denken, Unlust zu geistigen Tätigkeiten: Lachesis D8/C30.

## Ängste, Panik

Ängste haben vielschichtige Ursachen und können sowohl körperliche als auch seelische Symptome entwickeln. Die Intensität der Angst ist breit gefächert.

**Bach-Blüten:** Allgemeine Ängstlichkeit: Heather. Zwanghafte Ängste: Cherry Plum. Angst vor greifbaren Dingen, vor Alleinsein, Dunkelheit, Tod, Krankheiten: Mimulus. Entsetzliche Angst: Rock Rose. Angst vor der Gegenwart, der Zukunft: Agrimony. Vor dem Schlaf, dem Tod, im Dunkeln, Angst unbekannten Ursprungs, vor unbekannten Mächten: Aspen. Panikgefühle: Rock Rose. Höhenangst: Mimulus.

**Homöopathie:** Unruhe mit Angstgefühlen: Aconitum D6. Platzangst sowie Angst, unheilbar krank zu sein: Argentum nitricum D6. Angst mit Herzklopfen: Arsenicum album D1, Lachesis D8. Angst mit Blässe und Schwäche: Camphora D2. Hypochondrie: Carbo vegetabilis. D6/C30. Große Angst: Veratrum album D6.

**Schüßler-Salze:** Angstattacken (auch nächtliche, v. a. bei Kindern), Panik: Nr. 14 Kalium bromatum D6. Platzangst: Nr. 5 Kalium phosphoricum D6 (in Notsituationen als Heiße Sieben). Heftige Angst, Aufregung, Zittern, Herzklopfen: Nr. 7 Magnesium phosphoricum D6 (Heiße Sieben). Vor spitzen Gegenständen: Nr. 11 Silicea D12.

## Akne

Die eitrig entzündeten Pickel und Mitesser erscheinen meist in der Pubertät durch die hormonellen Veränderungen. Bleibt die Akne bestehen, liegen oft hormonelle Störungen vor. Süßigkeiten, Schweinefleisch, Rauchen, Alkohol und zu wenig Vitalstoffe können das Problem verschlimmern. Wichtig: ausreichend Wasser trinken, viel an die frische Luft gehen, Reizstoffe meiden.

**Bach-Blüten:** Gefühl, unrein zu sein, starkes Reinigungsbedürfnis: Crap Apple.

**Homöopathie:** Unreine Haut während der Regel: Graphites D4. Akne im Gesicht: Hepar sulfuris D4. Fettige Haut mit Pickeln: Selenium D4. Chronische Akne: Sulfur C30.

**Schüßler-Salze:** Heftig entzündete, hartnäckige Pickel: Nr. 10 Natrium sulfuricum D6. Akne an Dekolleté, Stirn und Rücken: Nr. 11 Silicea D12.

## Allergien, Unverträglichkeiten

Eine Allergie ist eine überschießende Abwehrreaktion des Immunsystems auf in der Regel eigentlich harmlose Umweltstoffe (Allergene sind körperfremde Substanzen wie Staub, Pollen, Lebensmittel, Duftstoffe … ), mit typischen, meist entzündlichen Symptomen wie Atemnot, Schnupfen, Hautausschlägen, Magen- und Darmreaktionen. Von Allergien zu unterscheiden sind Nahrungsmittelintoleranzen wie etwa eine Glutenunverträglichkeit (Zöliakie, Sprue), eine Fruktose- oder Laktoseunverträglichkeit.

**Bach-Blüten:** Allergien sowie Unverträglichkeiten: Beech.

**Homöopathie:** Insektenstiche: Apis D6/D12. Akuter Heuschnupfen mit wundmachender Absonderung: Arsenum jodatum D4/D6. Bei Lebensmittelallergien, auch als Konstitutionsmittel: Carbo vegetabilis D4/C30. Bei allen Allergien: Histaminum C30 (bei akuten Zuständen wie allergischem Schock in der Potenz D4/D6). Unverträglichkeit, Allergie, zum Beispiel von Milch: Nux moschata D3/D6.

**Schüßler-Salze:** Nahrungsmittelunverträglichkeiten, vor allem von Milch und Weizen: Nr. 2 Calcium phosphoricum D6 und Nr. 9 Natrium phosphoricum D6. Generell bei allergischen Beschwerden: Nr. 22 Calcium carbonicum D12.

## Appetitstörungen

Schlechter Appetit, Abneigung gegen Essen ebenso wie übermäßiger Appetit bis hin zu Heißhunger kann zum Beispiel vor oder nach Infektionskrankheiten auftreten oder aber psychische Ursachen haben.

**Bach-Blüten:** Esssucht, um inneren Druck loszuwerden: Agrimony. Wirklichkeitsflucht durch Essen: Clematis.

**Homöopathie:** Kind ohne Appetit: Abrotanum D6. Appetitlosigkeit oder aber übermäßiger Appetit: Bismutum subnitricum D4. Heißhunger: Jodum D12/C30. Appetitlosigkeit mit aufgetriebenem Leib: Nux vomica D6. Appetitverlust: Selenium D4.

## Arthritis

Schmerzende, geschwollene, gerötete Gelenke deuten auf diese Entzündung hin. Sie kann eine Infektion als Ursache haben oder eine Verletzung, etwa einen Sportunfall. Oftmals deutet sie jedoch auch auf Abnützungserscheinungen und Überbelastung oder Fehlbelastung der Gelenke hin. Am häufigsten sind die Kniegelenke und die Hüftgelenke betroffen.

**Homöopathie:** die bewährte Rheuma-Kur nach Prof. Dr. Mathias Dorcsi: 4 Wochen lang Acidum salicylicum D4, dann ebenso lange Acidum sulfuricum D4, anschließend 6 Wochen Berberis vulgaris D3, zuletzt 6 Wochen Lithium carbonicum D4.

**Schüßler-Salze:** Salbe Nr. 4 (als Salbenumschlag über Nacht einwirken lassen). Bei Schmerzen: Nr. 7 Magnesium phosphoricum (als Heiße Sieben).

## Arthrose

Im Gegensatz zur Arthritis ist die Arthrose keine entzündliche, sondern eine mechanische Abnutzung der Knorpelfläche. Im Extremfall reiben die Knochenflächen direkt aufeinander, was sehr wehtut.

**Homöopathie:** generell: Capsicum C30.

**Schüßler-Salze:** generell: Nr. 1 Calcium fluoratum D12, bei Krachen und/oder Knacken im Gelenk zusätzlich: Nr. 8 Natrium chloratum D6. Begleitend dazu Salbenumschläge (tagsüber und nachts) mit den Salben Nr. 11 und Nr. 1.

## Asthma

Akutes / chronisches Bronchialasthma entsteht durch Entzündung und Überempfindlichkeit (wie gegen Pollen, Hausstaub) oder ist psychisch bedingt. Symptome: Atemnot, Giemen, Pfeifen, Kurzatmigkeit.

**Bach-Blüten:** angstbedingt, oft bei Kindern: Nr. 20 Mimulus. Nach »verschmutzenden« Einflüssen wie Smog, Rauch: Crab Apple.

**Homöopathie:** Herzasthma (Asthma cardiale), Asthma älterer Menschen, Krampfhusten (auch mit Würgen, Schleimerbrechen): Carbo vegetabilis D3/C30. Ohne Auswurf: Cuprum metallicum D4. Chronisches Asthma: Hepar sulfuris D12/C30. Krampfhafte Asthmaanfälle mit trockenem Husten: Hypericum D6. Nächtliches Asthma, auch Pseudokrupp, Engegefühl in der Brust, Husten mit Schleimrasseln: Ipecacuanha D4.

## MEIN PERSÖNLICHER TIPP

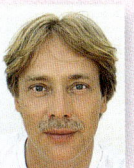

Bei hartnäckigen Beschwerden hilft mein Asthma-Schüßler-Schema: jeweils als Heiße Sieben vorm Frühstück Nr. 5 Kalium phosphoricum D6, vorm Mittagessen Nr. 6 Kalium sulfuricum D6, abends Nr. 7 Magnesium phosphoricum D6. Behalten Sie dies 4 Wochen lang bei. Sie können es jederzeit wiederholen.

Husten und Asthma, auch mit heiserer Stimme und Blauanlaufen: Sambucus nigra D3. Asthma und asthmatischer Husten mit Wundschmerz: Spongia D4. **Schüßler-Salze:** generell: Nr. 7 Magnesium phosphoricum D6 (Heiße Sieben).

## Augenbindehautentzündung

Zu den Ursachen zählen mechanische (Fremdkörper, Verletzung, Reibung), chemische (Säuren, Laugen, Chemikalien) und bakterielle / virale (Ansteckung) Einflüsse. Oft entsteht die Entzündung durch Kratzen am Auge mit unsauberen Fingern. Bei chemischen Auslösern das Auge sofort mit klarem Wasser auswaschen. Fremdkörper müssen vorsichtig vom Arzt entfernt werden.
**Bach-Blüten:** Bei dem Gefühl, beschmutzt zu sein: Crab Apple.
**Homöopathie:** durch Verkühlung, nach Kälte- und Nässeeinwirkung: Dulcamara D6. Generell bei akuter Form, bei Röte der Augen, oft als Folge von Verletzung, Reizung: Euphrasia D2. Mit Sandkorngefühl, Lichtscheu, Tränen: Ignatia D6. Bei wiederholtem Auftreten: Rhus toxicodendron D4.
**Schüßler-Salze:** Bindehautentzündung mit weißlichem Sekret, verklebten Lidern: Nr. 4 Kalium chloratum D6. Bei geröteten, überanstrengten Augen: Nr. 3 Ferrum phosphoricum D12. Mit gelblichem Sekret: Nr. 6 Kalium sulfuricum D6. Entzündete Augen mit Juckreiz und Rötung, bei Allergien: Nr. 22 Calcium carbonicum D6.

## Augenerkrankungen

Sehstörungen und Sehschwäche können alters- oder durchblutungsbedingt, als Folge von Krankheiten oder als Nebenwirkung von Medikamenten auftreten. Aber auch viele weitere Augenprobleme finden Sie hier.
**Bach-Blüten:** Sehstörungen in Verbindung mit Ängsten: Mimulus und Rock Rose. Überanstrengte Augen: Aspen, Vine.
**Homöopathie:** Mückensehen (mouches volantes): Agaricus muscarius D6. Augenbrennen, -tränen: Alumina D6. Gerstenkorn, Lidentzündung: Arnica D6. Sehschwäche, Doppeltsehen, Nachtblindheit: Belladonna D6. Augenentzündung nach einer Verletzung: Calendula D2. Sehstörungen, Augenzucken, Juckreiz, Brennen, grauer Star (hier nach Sulfur C30): Causticum D6. Katarrhe mit Augentränen (brennend) und Lichtempfindlichkeit: Allium cepa D6. Hartnäckige Augenentzündung: Clematis D4. Grauer Star nach Augenverletzung, Sehstörungen, Doppeltsehen, Sehschwäche, Herabhängen des Augenlids: Conium D4. Zucken der Augenlider (Tic), trockene, brennende Lider, Augenschwäche, Schleiergefühl/Schleiersehen: Crocus D2. Schmerzende Augen, Lichtscheu, Tränen bei Wind oder nach angestrengtem Sehen, Lidkrämpfe, Entzündung der Lidränder; Flecken, Bläschen, Narben auf der Hornhaut; Augenentzündungen Neugeborener, Augenschwäche, -ermüdung der Augen, nächtliches Verkleben: Euphrasia D2. Generell bei Augenerkrankungen,

Augenflimmern, Lichtscheu. Schielen, Sehschwäche, Doppeltsehen, Lidzucken: Gelsemium D4. Augenentzündung durch Verletzung mit Blutaustritt ins Auge: Hamamelis D3. Entzündung der Lidränder (Meibomsche Drüsen), Gerstenkorn: Hepar sulfuris D4. Schielen, Lidkrämpfe, Doppeltsehen, Nachtblindheit: Hyoscyamus D6. Grauer / grüner Star, Schielen der Kinder: Phosphorus D6. Augentrockenheit, Augenentzündung, Gerstenkorn, grauer Star, Schwachsichtigkeit: Pulsatilla D6. Augenschwäche, Sehschwäche durch viel Lesen / Handarbeiten, Schmerzen in den Augen, Tränen: Ruta graveolens D3. Sehstörungen, Flecken vor den Augen, Tageslichtempfindlichkeit, gerötete, entzündete Augen bei Hornhautentzündung und beginnendem grauem Star: Sepia D3. Rötung des Augenweißes bei Rheuma und Gicht, entzündete Augenlider, schlaffe obere Augenlider, nervös bedingte Augenschmerzen: Spigelia D6. Verhärtete Gerstenkörner am Auge, chronische Entzündung der Lider, Knötchen in den Lidern: Staphisagria D4. Chronische Augenentzündung, grauer Star: Sulfur D12/C30. Augenentzündung der Neugeborenen; Tränen der Augen beim Gehen, generell Sehstörungen: Thuja D12. Lähmung der Augenlider, eitrige Entzündung bei Kindern, Hornhautverdunklung: Zincum metallicum D3.
**Schüßler-Salze:** tränende (bei Wind), trockene Augen: Nr. 8 Natrium chloratum D6.

## Blähungen, Winde

Unangenehme, oft von Schmerzen begleitete Blähungen entstehen durch Gärungs- und Fäulnisgase im Darm, etwa durch Eiweißfäulnis nach Fleischgerichten, Kohlenhydratgärung, blähungstreibende Speisen wie Hülsenfrüchte und Zwiebeln oder »Schlingen« und ungenügendes Kauen. Aber auch Darmpilze können die Ursache sein.
**Bach-Blüten:** Bei chronischen Blähungen mit unterdrückter Wut: Holly.
**Homöopathie:** aufgetriebener Leib: Argentum nitricum D12. Winde und Blähungen nach dem Essen: Carbo vegetabilis D3. Stinkende Winde, Blähungen, Koliken: China D6/D12. Winde, Verstopfung, schmerzhafte Blähungen: Lycopodium D6. Stinkende Winde, Blähungen: Sulfur D6.
**Schüßler-Salze:** übelriechende Winde: Nr. 5 Kalium phosphoricum D6. Blähungskoliken: Nr. 7 Magnesium phosphoricum D6 (als Heiße Sieben).

Besonders bei eiweißreichen Speisen ist das gründliche Kauen sehr wichtig.

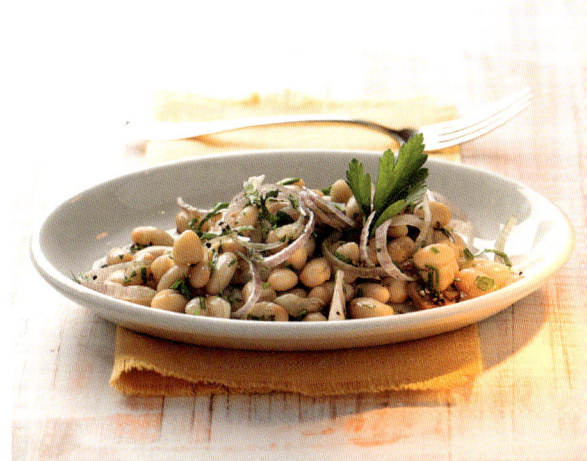

## Blutdruckstörungen

Vorübergehende Blutdruckschwankungen gibt es bei jedem: durch körperliche Belastung, Stress, Angst, Freude Erkältungen … Ist der Blutdruck ständig zu niedrig (unter 105 / 60 mmHg), ist das oft mit Müdigkeit, Erschöpfung, Schwindel und Kopfweh verbunden. Gefährlich ist der hohe Blutdruck (über 140 / 90 mmHg): Einerseits können Gefäße platzen, zum anderen leidet das Herz unter dieser Anspannung. In über 90 Prozent der Fälle ist die Ursache unklar. **Bach-Blüten:** im Stress, unter Druck, »immer unter Strom«: Oak, am besten in Kombination mit Elm und Vervain. Bei hohem Blutdruck hat sich außerdem diese Mischung bewährt: Centaury, Red Chestnut und Vine. Bei niedrigem Blutdruck passen oft: Centaury, Wild Rose.

**Homöopathie:** nervös bedingte Herzbeschwerden mit hohem Blutdruck: Aurum metallicum D4. Bluthochdruck mit Druck auf der Brust, vor allem bei Älteren: Crataegus D2. Bluthochdruck aufgrund Arterienverkalkung: Glonoinum D4/D6. Sehr wirksam bei akutem niedrigem Blutdruck (Hypotonie) mit Schwäche, Schwarzwerden vor Augen: Camphora D2. Chronische Hypotonie: Arsenicum album D6.

**Schüßler-Salze:** Bluthochdruck mit Angst, Unruhe, Anspannung: Nr. 7 Magnesium phosphoricum D6 (als Heiße Sieben). Niedriger Blutdruck (Hypotonie): Nr. 5 Kalium phosphoricum D6.

## Darmerkrankungen

Neben vorübergehenden Beschwerden wie Blähungen nach schwer verdaulichem Essen kann der Darm auch ernsthaft geschädigt sein, etwa wenn die Darmflora durch Medikamente wie Antibiotika aus dem Gleichgewicht gebracht wurde und Pilze sich ansiedeln. Schleimhautentzündungen können durch Viren und Bakterien (verdorbene Nahrungsmittel) ausgelöst werden, bei chronisch entzündlichen Veränderungen (Reizdarm, Morbus Crohn und Colitis ulzerosa) wird von Erbfaktoren, Autoimmunreaktionen und Nahrungsmittelreaktionen als Auslöser gesprochen. Beim Reizdarm werden als Ursache u. a. psychosomatische Faktoren angenommen wie Ärger, Angst und Stress. **Bach-Blüten:** nervlich bedingter Reizdarm: Rock Rose, Beech. Darmreaktionen wie Blähungen aufgrund von Wut, Gereiztheit: Holly. Bauchschmerzen und Verdauungsstörungen aufgrund von Kummer / enttäuschten Erwartungen: Chicory. Nahrungsmittelunverträglichkeiten: Beech. Verdauungsstörungen aufgrund von Anspannung, auch hektischem Herunterschlingen: Impatiens.

**Homöopathie:** akute Darmentzündungen Aconitum D6. Dickdarmentzündung mit blutig-schleimigem Stuhlgang, kolikartigem Durchfall: Colchicum D6. Heftigste Koliken, Brechreiz, Durchfall, z. B. nach Ärger oder Erkältung: Colocynthis D4. Darmkrämpfe: Cuprum metallicum D4. Verdauungsstörungen, -schwäche: Graphites D4. Darmblutungen: Hamamelis D3. Verdauungsschwäche, Durchfallneigung: Phosphorus D6. Kolik wie von Darmverschlingung: Thuja D12.

**Schüßler-Salze:** Entzündungen der Darmschleimhaut mit blutigschleimigem Durchfall (vor allem bei weißgrau belegter Zunge); Reizdarm mit Schmerzen, Bauchkrämpfen und Durchfall: Nr. 4 Kalium chloratum D6. Gereizter Darm, z. B. nach verdorbenen Speisen, mit Blähungen, Durchfall: Nr. 3 Ferrum phosphoricum D12. Schmerzen und Krämpfe generell: Nr. 7 Magnesium phosphoricum D6 (Heiße Sieben).

## Depressionen

Das »Herabgedrücktsein« kann uns alle einmal treffen. Mit Depression sind verschiedene Arten seelischer Verstimmungen mit unterschiedlichen Ursachen gemeint. Häufig weiß man nicht, warum eine Depression plötzlich entsteht. Manchmal sind schwere Krankheiten (sekundäre Depression), Verluste, Giftstoffe oder Ängste die Ursachen.

**Bach-Blüten:** generell bei Depressionen und manisch-depressiven Phasen: Mustard, Scleranthus, Cherry Plum. Bei immer wiederkehrenden Depressionen: Gentian.

**Homöopathie:** Depressionen während der Regel: Aurum metallicum D4. Leichte Depressionen, Manie, Menschenscheu: Hyoscyamus D6. Folge von Kummer, Neigung zu Einsamkeit: Ignatia D6/D12. In den Wechseljahren: Lachesis D8/D12. Mit Angst, z. B. nach Kränkung: Pulsatilla D6/

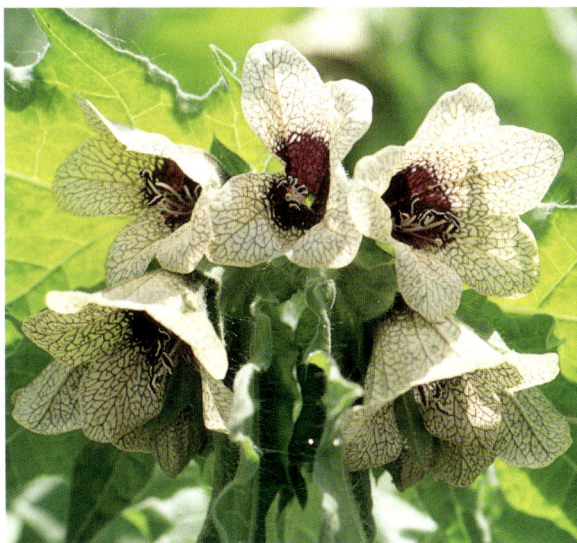

**Das Bilsenkraut (Hyoscyamus)** hilft, wenn sich ein Schatten auf die Seele legt.

C30. Depression, Traurigkeit mit großer Angst, auch Zukunftsangst: Rhus toxicodendron D4/D12. Mit Unruhe, Erschöpfung, Schlafstörungen: Secale cornutum D6. Vor der Regelblutung mit Reizbarkeit, Launen: Sepia D3/C30. Mit Wahnvorstellungen: Zincum metallicum D12.

**Schüßler-Salze:** Nr. 5 Kalium phosphoricum D6 (Heiße Sieben).

## Durchblutungsstörungen

Jeder kennt das: kalte Hände und Füße bei niedrigem Blutdruck oder eisigen Temperaturen. Unangenehmer sind Gefäßkrämpfe wie bei der Raynaud-Krankheit und Durchblutungsstörungen bei Arteriosklerose.

**Homöopathie:** generell: Arnica D4/D6. Bei Arterienverkalkung: Aurum metallicum D4. Durchblutungsstörungen mit Herzschwäche: Cactus grandiflorus D2. Mit Bluthochdruck, Herzschwäche, Herzbeschwerden: Crataegus D2/D4. Arterielle Gefäßkrämpfe, hoher Blutdruck, Arterienverkalkung, Schlaganfallgefahr: Glonoinum D4/D6. Arteriosklerose, Schaufensterkrankheit: Jodum D4. An Händen und Füßen, beginnend als Kribbeln und dem Kältegefühl wie abgestorbene Finger (Morbus Raynaud), auch bei Gangrän (Wundbrand), Gefäßkrämpfen in den Beinen: Secale cornutum D6.

**Schüßler-Salze:** bei Morbus Raynaud, Durchblutungsstörungen mit krampfartigen Schmerzen: Nr. 22 Calcium carbonicum D6.

## Durchfall

Akuter und chronischer Durchfall hat verschiedene Ursachen: unverträgliche oder verdorbene Lebensmittel, bakterielle oder virale Infektionen, entzündliche Darmerkrankungen wie Colitis ulzerosa und Morbus Crohn, das Reizdarmsyndrom, Darmpilze sowie auch Ängste und Panikattacken.

**Homöopathie:** übelriechender Durchfall, Durchfall bei Aufregung: Argentum nitricum D12. Wässriger Durchfall nachts, morgens mit Bauchkrämpfen und Brennen am After: Arsenicum album D6. Durchfall und Verstopfung wechseln, auch Durchfall nach Erkältung und Aufregung: Bryonia D4/D6. Durchfall mit Koliken, infektiös: Camphora D2. Grünlicher, wie gehackter Stuhl, der nach faulen Eiern riecht, z. B. bei zahnenden Kindern: Chamomilla D4/C30. Durchfall mit Blähungsbeschwerden, Schwächegefühl: China D12/C30. Durchfall mit Ziehen und Reißen im Bauch, weißem Schleim, Blutbeimengung, meist abends und nachts; Dickdarmentzündung mit blutig-schleimigem Stuhl; kolikartiger Durchfall: Colchicum D4. Heftigste Koliken, Brechreiz, Durchfall, z. B. nach Ärger oder Erkältung: Colocynthis D4. Durchfall nach Erkältung mit Bauchschmerzen, auch Erbrechen; Sommerdurchfälle mit Koliken; Durchfall bei Schwangeren: Dulcamara D4/D6. Krämpfe, Übelkeit, Durchfall, Erbrechen (z. B. von Galle); Sommerdurchfall mit Erbrechen: Ipecacuanha D4/D6. Chronischer Durchfall: Jodum C30. Sauer riechender, grünlicher Durchfall (auch bei Stillenden): Rheum D3. Neigung zu Durchfall; chronischer Darmkatarrh mit Durchfall, Durchfall und Verstopfung wechseln, helle Stühle: Rhus toxicodendron D12. Schwächende Durchfälle in kurzer Folge: Secale D6. Stinkende Winde; chronischer wie akuter Durchfall: Sulfur D6/C30. Brech-, Sommerdurchfall, mit Kräfteverlust, Schneiden im Bauch: Veratrum album D6.

**Schüßler-Salze:** Durchfall, Blähungen aufgrund von Nahrungsmittelunverträglichkeiten: Nr. 9 Natrium phosphoricum D6 und Nr. 2 Calcium phosphoricum D6. Saurer Durchfall bei Kindern: Nr. 22 Calcium carbonicum D6.

## Eiterungen

Für Eiterungen von Haut und Schleimhaut sind oft Verletzungen und eingedrungene Fremdkörper und Erreger verantwortlich. Der Körper befreit sich über den Eiter (aus abgestorbenen Blutzellen, Bakterien und Lymphe) von belastenden Stoffen. Heftiges Eitern kann eine Blutvergiftung auslösen, zu erkennen an einer Rötung im Verlauf der Lymphgefäße. Auch bei auffälligen Schwellungen, Fieber, Schmerzen: zum Arzt!

**Homöopathie:** eiternde Wunden, unterstützend bei Blutvergiftung, zur Wundheilung, bei Furunkel, Karbunkel, Wundbrand: Calendula D1. Eiterbildung: Chamomilla Urtinktur äußerlich. Nässende, eiternde, schuppende Hauterkrankungen: Dulcamara D4. Geschwüre, (drohende) Eiterung (Zähne; Furunkel, Nagelumlauf): Hepar sulfuris D4 (Reifung fördern: D2–D4, Eiter aufsaugen: D6–D12). Tiefliegende Eiterungen, Wunden von giftigen Tieren; Blutvergiftung, Bauchfellentzündung: Lachesis D8. Nässende, eiternde Ekzeme: Lycopodium D6. Eitrige Ohr-, Zahnfleischentzündung: Mercurius solubilis D6. Lungenentzündung, -eiterung: Phosphorus D6. Eitriger Ausfluss der Frau: Sepia D3/C30. Eitrige Augenentzündung beim Kind: Zincum metallicum D4.

**Schüßler-Salze:** Eitriger Auswurf, eitriges, gelbes Nasensekret bei Schnupfen, Rachenentzündung, Bronchitis: Kalium sulfuricum D6. Hauteiterungen, die eine Öffnung haben: Nr. 12 Calcium sulfuricum D6.

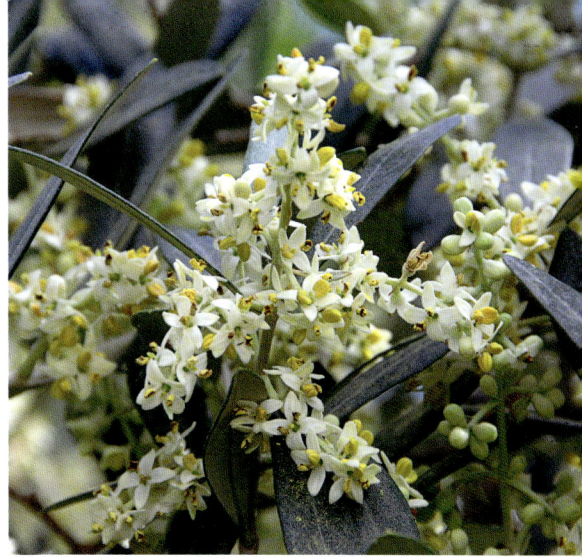

Olive ist die Bach-Blüte für Erschöpfte. Gleichzeitig ist eine Erholungspause wichtig!

## Erschöpfung

Geistige, körperliche oder seelische Überlastung; niedriger Blutdruck oder durchgemachte Erkrankungen, aber auch partieller Sauerstoffmangel oder eine Eisenverteilungsstörung: All dies kann zur Erschöpfung führen. Lassen Sie im Zweifel die Ursachen abklären, und gönnen Sie sich Ruhephasen!

**Bach-Blüten:** Olive.

**Schüßler-Salze:** Nr. 3 Ferrum phosphoricum D12. Nr. 5 Kalium phosphoricum D6 (Heiße Sieben).

## Fieber

Erhöhte Temperatur zeigt an, dass die Immunabwehr auf Hochtouren läuft. Ursache sind oft Erreger wie Bakterien oder Viren. Der Körper steigert mit der Temperaturerhöhung die Leistung des Immunsystems.

Steigt das Fieber zu stark, zeigt das eine akute Krise an, die ärztlich behandelt werden muss. Normal ist eine Körpertemperatur um 37,5°. Babys und Kleinkinder haben eine leicht höhere Temperatur. Bis 38° spricht man von erhöhter Temperatur, ab 38° von Fieber. Zuverlässig ist die Messung im After. Morgens ist die Temperatur am niedrigsten, abends am höchsten. Durch Essen, Erregung, körperliche Aktivität kann sie ohne Krankheitswert bis 38° steigen. Bei der Behandlung muss immer die zugrundeliegende Ursache gesucht werden, die homöopathischen Mittel beziehen das oft bereits mit ein.
**Bach-Blüten:** Bei allen akuten, stürmischen Erkrankungen: Notfalltropfen. Bei schwankendem Fieber: Scleranthus.
**Homöopathie:** akutes, heftig steigendes Fieber, z. B. bei Erkältungen, Zahnung: Aconitum D6/C30. Fiebrige Grippe: Allium cepa D6. Akute fieberhafte Erkrankung: Belladonna D6/Pulsatilla D6. Generell bei Entzündungen mit Fieber: Bryonia D4. Fieber und akute Krankheiten wie Grippe, Influenza, andere Infektionskrankheiten: Camphora D2. Kindbettfieber: Chamomilla D4/C30. Spulwurmbefall mit Bauchweh, Fieber: Cina D3. Fieber mit Entzündungen, beschleunigtem Puls, Schwitzen: Mercurius solubilis D6. Katarrh oder Magenschleimhautentzündung mit Fieber: Nux vomica D6. Kindbettfieber, Nesselfieber: Rhus toxicodendron D4.
**Schüßler-Salze:** Fieber über 39 °C: Nr. 5 Kalium phosphoricum D6.

## Galle-Beschwerden

Entzündungen der Gallenblase und Gallengänge beruhen meist auf bakterieller Besiedlung, vorwiegend mit E.-Coli-Keimen.
**Bach-Blüten:** Notfalltropfen. Bei Gallenblasenentzündung, Gallestau und Gallensteinen passen oft Cherry Plum und / oder Vine.
**Homöopathie:** Gallensteinkoliken: Belladonna D6. Gallenstau, Gallensteine, Gallensteinkolik, zur Verhütung von Gallensteinen: Carduus marianus D3. Druckgefühl im rechten Oberbauch: Chelidonium D4. Leber- und Gallebeschwerden mit Schmerzen: Colocynthis D4. Gestörte Gallenabsonderung und Fettverdauung: Graphites D4.
**Schüßler-Salze:** Bei Gallensteinkoliken bis zum Eintreffen des Arztes: Nr. 7 Magnesium phosphoricum D6 (Heiße Sieben).

## Gelenkschmerzen, Rheuma, Gicht

Gelenkschmerzen können als Folge von Verletzungen wie bei Sportunfällen auftreten oder geben Hinweis auf Gelenkentzündung oder -abnützung. Sie können auch aufgrund von erhöhter Harnsäure durch Ernährungsfehler entstehen (Gicht) oder sind Ausdruck von Rheuma, Problemen am Bewegungsapparat mit reißenden, ziehenden Schmerzen, Rötung, Schwellung, Überwärmung, Bewegungseinschränkungen.
**Homöopathie:** Gelenkschmerzen: Aesculus D3. Gelenkentzündung mit Schmerz, Schwellung: Apis D6. Entzündliche Schwellung mit Schmerzen: Bryonia D6. Arthrose,

Arthritis: Capsicum D6. Entzündung der kleinen Gelenke: Caulophyllum D6. ... mit Rheuma: Causticum D6. Gicht: Colchicum D4. Rheuma: Mercurius solubilis D12. Schmerzende, steife Finger, Entzündungen und Gicht: Rhus toxicodendron; äußerlich: Harpagophytum Salbe (DHU).

**Schüßler-Salze:** Bei Gelenkschmerzen: Salbe Nr. 3 und Salbe Nr. 11 im Wechsel – eine morgens, eine abends auftragen.

## Geruchsinn-Störungen

Eine Störung der Riechwahrnehmung kann bedingt sein durch Stirnhöhlenentzündung, Nasenpolypen, eine Virusinfektion oder eine Allergie, aber auch durch Hirntumore, die Parkinson-Krankheit (Frühzeichen!) oder Nebenwirkungen von Medikamenten.

**Homöopathie:** akut eingeschränkter Geruchsinn: Gelsemium D4. Generell bei Geruchstörungen: Hepar sulfuris D4/D12. Geruchsverlust: Ipecacuanha D4. Chronischer Schnupfen, Fließschnupfen, Nebenhöhlenentzündung mit Geruchsverlust: Kalium bichromicum D4. Schnupfen mit Geruchsverlust: Pulsatilla D6/C30.

**Schüßler-Salze:** Nasenpolypen, Geruchstörungen: Nr. 22 Calcium carbonicum D6.

## Geschmacksstörungen

Bei Geschmacksstörungen können süß, sauer, bitter und salzig nicht oder eingeschränkt wahrgenommen werden. Mögliche Ursachen reichen von einer Verletzung im Ge-

hirn bis zur Schädigung der Schleimhaut durch infektiöse oder entzündliche Prozesse oder Medikamenteneinnahme. Ein auffälliger wahrgenommener Geschmack kann auf ein Heilmittel hindeuten.

**Bach-Blüten:** bei Geschmacksstörungen nach Schockerlebnis: Star of Bethlehem.

**Homöopathie:** bitterer Geschmack im Mund, mit Erbrechen nach dem Essen: Bismutum D4, ansonsten auch: Bryonia D6, Ignatia D4. Bitterer oder salziger Geschmack: Kalium bichromicum D4. Bitterer oder saurer Geschmack: Kalium carbonicum D4. Saurer Geschmack: Rheum D3.

**Schüßler-Salze:** Bei Geschmacksstörungen Nr. 19 Cuprum arsenicosum D6.

## MEIN PERSÖNLICHER TIPP

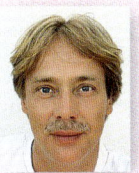

Bei Gichtbeschwerden (akut und chronisch) hat sich mein folgendes Schüßler-Schema bewährt: Jeweils als Heiße Sieben morgens Nr. 9 Natrium phosphoricum D6, vorm Mittagessen Nr. 11 Silicea D6, vor dem Zubettgehen Nr. 10 Natrium sulfuricum. Führen Sie dieses Schema vier Wochen lang fort und tragen Sie auf die schmerzenden Gelenke die Salben Nr. 9 und Nr. 11 im Wechsel auf (eine morgens, eine abends).

## Globusgefühl

Beim »Globus hystericus« hat man das Gefühl, es stecke ein Pflock oder ein Kloß im Hals, der ständigen Schluckreiz auslöst, dazu oft ein Engegefühl im Hals sowie Atemprobleme. Mögliche Ursachen sind Wucherungen in der Rachenschleimhaut oder eine Vergrößerung der Schilddrüse. Am häufigsten aber ist eine psychosomatische Störung durch Stress die Ursache.

**Bach-Blüten:** bei Dauerstress: Oak.

**Homöopathie:** Pflockgefühl im Hals mit Stechen: Ignatia D6/C30. Schlundkrampf, Fremdkörpergefühl: Lachesis D8. Generell bei Globusgefühl: Platinum metallicum D6.

**Schüßler-Salze:** mehrmals täglich den Hals dünn mit Salbe Nr. 7 einreiben.

## Haarprobleme

Haarausfall, Haarwachstumsstörungen und vorzeitiges Ergrauen können unterschiedliche Ursachen haben: Medikamentennebenwirkungen, Nährstoffmängel (Biotin, Eisen, Silizium, Zink) aufgrund nicht intakter Darmflora, Störungen im Hormonhaushalt wie Unterfunktion der Schilddrüse oder Störungen bei den Geschlechtshormonen.

**Homöopathie:** trockene, ausfallende Haare: Alumina D6. Erblich bedingter und starker Haarausfall: Barium carbonicum D6. Ausfall und vorzeitiges Ergrauen der Haare: Graphites D4. Haarausfall nach »hitzigen« Krankheiten wie Grippe: Hepar sulfuris D4/D12. Starker Ausfall mit Ergrauen: Lycopodium D6. Langsames Haarwachstum, trockene, gespaltene Haare: Thuja D6/D12.

**Schüßler-Salze:** übermäßig ausfallende Haare: Nr. 11 Silicea D6 und Nr. 21 Zincum chloratum D6.

## Hämorrhoiden

Erweitert sich das Venengewebe im Enddarmbereich, so entstehen Druckgefühl, Schmerzen und Juckreiz. Die Ursache ist eine genetische Bindegewebsschwäche, oft bestehen auch Krampfadern oder Besenreiser. Wenig Ballaststoffe, viel Kaffee, viel Süßes, scharfe Gewürze und Verstopfung wirken verschlimmernd.

**Homöopathie:** Hämorrhoiden mit Blutung: Abrotanum D6. Mit Verstopfung: Aesculus D3. Mit schmerzhaften Einrissen am After: Antimonium crudum D6. Mit Verstopfung, Blutungen, Brennen: Carbo vegetabilis D3. Mit Verstopfung und Afterfissuren: Graphites D4. Äußere und innere Hämorrhoidalknoten: Hamamelis D3. Hartnäckige Verstopfung, knolliger Stuhl, Hämorrhoiden und schmerzhafte Einrisse: Nux vomica D6. Hämorrhoiden mit Jucken und Brennen, Verstopfung, harter, knolliger Stuhl, stinkende Winde: Sulfur D6/C30. Mit stechenden Schmerzen: Thuja D6/D12. Äußerlich Hamamelis-Salbe N (DHU).

**Schüßler-Salze:** Zur Festigung des Venengewebes, zur Rückbildung von Hämorrhoiden und Hämorrhoidalknoten: Nr. 1 Calcium fluoratum D12 und Salbe Nr. 1.

## Hals, steifer

Wenn die Muskulatur an Hals und Nacken stark verspannt ist, was meist aufgrund von Zugluft, einseitiger Haltung oder Anspannung bei Stress eintritt, so wird jede Bewegung zur Seite schier unmöglich. Zur »Ersten Hilfe« dient ein feuchtheißes Tuch.

**Bach-Blüten:** Notfallcreme.

**Homöopathie:** steife Rücken-, Nackenmuskulatur, Kopfschmerzen: Caulophyllum D2. Rheumatischer Muskelschmerz nach Erkältung, steifer, schiefer Hals: Colchicum D4. Schmerzen und Nackensteifheit nach Durchnässung, Erkältung: Dulcamara D6. Nackensteifheit und Nackenkrampf: Glonoinum D6.

**Schüßler-Salze:** Nr. 7 Magnesium phosphoricum D6 (Heiße Sieben) und Salbe Nr. 7.

## Halsentzündungen

Wenn sich Hals und Rachen, Mandeln oder Seitenstränge entzünden (die Seitenstränge sind Lymphstränge an den Rachenmandeln) und dies mit schmerzhaftem Brennen einhergeht, sind meist Bakterien die Auslöser, möglich sind auch Verletzungen wie durch Fischgräten. Entzündungen von Kehlkopf und Stimmbändern führen zu Heiserkeit.

**Bach-Blüten:** bei Infektionen passen oft Crab Apple oder Walnut, bei Heiserkeit Star of Bethlehem. Notfalltropfen beschleunigen bei einem grippalen Infekt die Heilung.

**Homöopathie:** Halsschmerzen und chronisch rauer Hals: Alumina D8. Geschwollener, entzündeter Hals, Schluckbeschwerden, Rachenentzündung: Apis D4. Beginnende Mandel-/Rachenentzündung: Belladonna D6. Brennen im Rachen: Camphora D2. Halsschmerzen mit Brennen, Halskrampf, Hustenreiz, Heiserkeit, rauer Hals: Cantharis D6. Heiserkeit bis zum Stimmverlust: Carbo vegetabilis D3. Mittel für Sänger und Redner: Causticum D6 oder Spongia D4. Kehlkopf-, Luftröhrenentzündung, Heiserkeit mit Hustenreiz, auch chronisch: Drosera D4. Halsschmerzen und / oder steifer Hals nach Verkühlung: Dulcamara D4. Gurgelmittel bei Hals- und Rachenbeschwerden: Echinacea extern® DHU (20 Tropfen in ½ Glas lauwarmes Wasser). Hartnäckige Mandelentzündung, Heiserkeit, Halsschmerz, Kehlkopfkatarrh, Kehlkopfverschleimung: Hepar sulfuris D4/C30. Kehlkopfentzündung, Heiserkeit, Kribbeln / Kitzeln: Jodum D6. Rachenentzündung, Mandelentzündung, Halsschmerzen, Rachenkatarrh, Kehlkopfkatarrh, Heiserkeit, Grippe: Mercurius D6. Trockener Hals, Luftröhrenentzündung, Kehlkopfhusten, Stimmlosigkeit, Heiserkeit: Phosphorus D6. Halstrockenheit mit Husten, Heiserkeit, Katarrh: Pulsatilla D6. Kehlkopfkrampf, Heiserkeit, Schwitzen, Husten: Sambucus D3. Chronische Kehlkopf- und Luftröhrenentzündung: Sulfur C30.

**Schüßler-Salze:** immer wiederkehrende Entzündungen: Verwenden Sie mein Immun-Schema auf Seite 121.

# Hautausschläge

Akute und chronische Hautprobleme sind oft Allergie- oder Unverträglichkeitsreaktionen auf Umweltstoffe. Ebenso oft sind Bakterien oder Pilze beteiligt. Auch Stoffwechselerkrankungen, altersbedingte und hormonelle Einflüsse und psychische Konflikte spiegelt die Haut wider.

**Bach-Blüten:** generell bei Hautausschlägen, Ekzemen mit Juckreiz: Crab Apple. Allergien: Beech. Juckreiz: Impatiens.

**Homöopathie:** Rosacea (Kupferfinnen): Abrotanum D3. Jucken, Brennen der Haut, hirsekornähnlicher Ausschlag: Agaricus D4. Ausschlag um den Mund: Antimonium crudum D6. Nässendes Kopfhautekzem, Ausschlag im Gesicht, an Ohren, Nase: Barium carbonicum D6. Heiße, gerötete, trockene, entzündete Haut: Belladonna D6. Schrundige, rissige Hände, Verletzungen, Wunden, Geschwüre, Eiterung: Calendula D2. Blasenausschlag mit Brennen: Cantharis D6. Nässende Ekzeme, Nagelumlauf: Causticum D6. Pusteln am ganzen Körper, Flechtenausschläge (infektiöse Hauterkrankungen), rötliche, nässende, juckende (in der Bettwärme) Ausschläge: Clematis D4. Ödeme: Colchicum D4. Nesselsucht, -ausschlag, nässende, eiternde, schuppende Hauterkrankungen: Dulcamara D6. Nässender Ausschlag, Hautinfektion, Schwitzen, wunde, empfindliche Haut, Brennschmerz; unreine Haut während der Regel: Graphites D4. Aufgesprungene Haut an Händen und Füßen, Schrunden, generell schlecht heilende Haut, nässendes Kopfhautekzem: Hepar sulfuris D4. Trockene, spröde Haut, braune Flecken am Körper: Hyoscyamus D6. Knotenförmiger Hautausschlag, alte Erkrankungen wie Neurodermitis, allergisches Ekzem, Akne, Furunkel: Jodum D4/D12. Juckender Ausschlag in den Gelenkbeugen: Kreosotum D4. Gelbliche Flecke, trockene Haut, nässende / eiternde Ekzeme, wunde Haut bei Kindern: Lycopodium D6. Akute / kleieartige / leberfleckähnliche Ausschläge, Blutschwämmchen, Blutflecken, Kopfschuppen: Phosphorus D6. Gürtelrose, Ausschlag mit Blasenbildung, Ekzeme der Handflächen: Ranunculus D6. Gürtelrose, Ausschlag, Ekzeme, Bläschen, Wundrose, Erysipel, Hautbrennen und -jucken: Rhus toxicodendron D4. Fettige Haut, Pickel, Ausschläge in der Lebergegend: Selenium D4. Chronische Ausschläge, trocken aufgesprungene Haut, Beschwerden nach unterdrückender Behandlung (z. B. Cortison); bei Hautgeschwüren, Pickeln, Furunkel, Nagelgeschwür, »wildem Fleisch« (schwammig), Gesichtsrose, generell bei Ekzemen, Juckreiz, fettiger Haut, Pickeln: Sulfur C30. Zurückgebliebene Ausschläge nach Scharlach, Masern, Windpocken: Tartarus emeticus D12. Äußerlich generell: Graphites Salbe DHU.

**Schüßler-Salze:** Milchschorf: Nr. 9 Natrium phosphoricum D6 und Salbe Nr. 9. Milchschorf, Ekzem, Hautinfektionen, nässender Ausschlag: Nr. 22 Calcium carbonicum D6.

## Hautbeschwerden, sonstige

**Homöopathie:** juckende, brennende Kopfhaut: Ambra grisea D2. Starke Hornhaut, Sommersprossen: Antimonium D6. Berührungsempfindlich, Schwellungen: Apis D6. Punktförmige Einblutungen (Petechien): Arsenicum album D6. Kribbelnde Kopfhaut: Barium carbonicum D4. Hautödeme: China D12/C30. Blaue Flecke: Conium D4. Sommersprossen: Lycopodium D6.
**Schüßler-Salze:** starke Hornhaut: Salbe Nr. 1 und Nr. 1 Calcium fluoratum D6.

## Herpes, Aphthen

Über 90 Prozent der Erwachsenen tragen Herpes-simplex-Viren in sich. Diese ruhen in Nervenknoten und verursachen eine infektiöse Entzündung der (Schleim-)Haut, wenn das Immunsystem sie nicht mehr in Schach halten kann (etwa durch körperliche Anstrengung, Fieber, Grippe, Stress). Aphthen sind schmerzhafte Mundschleimhautgeschwüre mit gelblicher Erhebung.
**Bach-Blüten:** Notfallcreme.
**Homöopathie:** gesprungene Lippen, Herpes: Capsicum D6. Aphthen: Carbo vegetabilis D6/C30. Sofort zu Beginn der Symptome: Mezereum D4. Wiederkehrende Herpesbläschen, Aphthen: Natrium chloratum D200, alle vier Wochen eine Gabe.
**Schüßler-Salze:** Herpes: Salbe Nr. 3 und Nr. 9 wechselnd oft auftragen, Breiauflage aus je 5 Tabl. Nr. 3 Ferrum phosphoricum D12, Nr. 8 Natrium chloratum D6.

## Herzbeschwerden

Macht das Herz sich deutlich bemerkbar, beängstigt uns das oft. Gehen Sie im Verdachtsfall zum Arzt, auch wenn die meisten Symptome harmlos und zum Beispiel durch Aufregung oder Sport ausgelöst sind. Herzschmerzen nach körperlicher Belastung können jedoch auf eine Verengung der Herzkranzgefäße hindeuten. Ein Ruhepuls von unter 60 pro Minute ist bei Leistungssportlern in Ordnung, Nichtsportler sollten ihr Herz untersuchen lassen. Bei unregelmäßiger Schlagfolge kann es sich um eine Arrhythmie handeln, die vom Herzen selbst herrührt oder z. B. durch Wechseljahre, Schilddrüsenüberfunktion oder Unterzuckerung ausgelöst ist.
**Bach-Blüten:** Herzschwäche; funktionelle Herzbeschwerden und Herzklopfen: Olive. Herzangst: Mimulus. Generell oft passend: Heather, Sweet Chestnut.

Der Fingerhut (Digitalis) ist auch als Homöopathikum ein bewährtes Herzmittel.

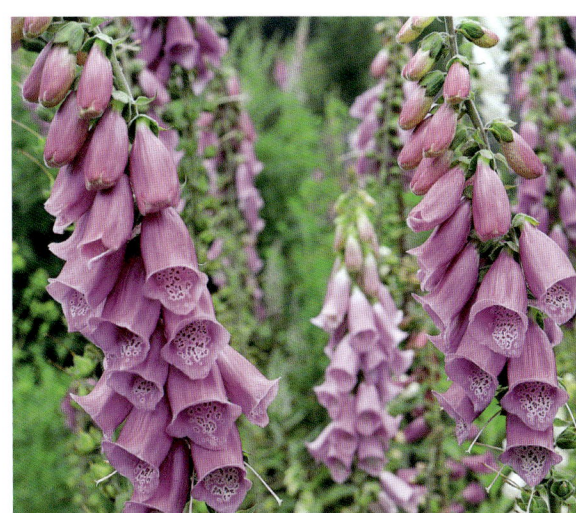

**Homöopathie:** Herzangst, -klopfen: Aconitum D6. Rhythmusstörungen: Alumina D6. Nervöse Herzbeschwerden, Herzkrämpfe, Herzklopfen: Argentum nitricum D12. Herzvergrößerung, Herzklopfen, Herzbeklemmung, Herzenge: Arnica D4. Herzneurose, Herzklopfen, beides nervös bedingt: Avena sativa D4. Altersherz: Barium carbonicum D6. Herzklopfen: Belladonna D6. Herzangst, -druck, -brennen, Herzleiden, Herzschmerzen, -klopfen, -beutelentzündung, -vergrößerung: Cactus grandiflorus D2. Herzmuskelentzündung: Colchicum D6. Herzschwäche, -krämpfe, -stiche, -klopfen, -vergrößerung, herzbedingte Ödeme, Herzschmerzen: Crataegus D2. Herzschwäche, Rhythmusstörungen, Herzklopfen, -druck, -klopfen, -fehler, -vergrößerung, -herzklappenschwäche, herzbedingte Ödeme: Digitalis D4. Herzklopfen, Extraschläge (Extrasystolie), Herzvergrößerung, Brustbeengung: Jodum D12. Herzschmerzen, -schwäche, -beengung, Extraschläge, zur Herzberuhigung: Lycopus D3. Herzverfettung, Herzklopfen: Phosphorus D12/C30. Herzklopfen, Herzvergrößerung, Herzfehler, Herzmuskel- oder Herzbeutelentzündung, Rhythmusstörungen, Herzangst und -enge bei Wetterwechsel: Spigelia D6. Herzklappenschwäche, Herzmuskelentzündung: Spongia D4. Herzenge, -krämpfe, Angina pectoris: Strophantus D4/D6. Herzschwäche nach akuten Krankheiten, Asthma, Herzklopfen: Veratrum album D6.

## Hormonstörungen

Geschlechtsorgane, Schilddrüse (siehe dort), Bauchspeicheldrüse und Nebennieren produzieren Hormone. Gerät der Hormonhaushalt aus dem Gleichgewicht, merken wir das an den unterschiedlichsten Beschwerden.

**Bach-Blüten:** Pubertäts- und Wechseljahrebeschwerden: Walnut.

**Homöopathie:** Beschwerden von Mädchen in der Pubertät wie Launen, Probleme mit der Periode: Pulsatilla D4/C30, Sepia D3/C30. Für Jungen (Launen, Melancholie, Kopfweh, Kreislaufschwäche): Staphisagria D12, Nux vomica D4. Wechseljahre: Sexunlust der Frau: Agnus castus Urtinktur; Impotenz, spontaner Samenfluss beim Mann: Agnus castus Urtinktur. Hormonschwäche beider Geschlechter: Pulsatilla D4.

## Husten

Meist tritt Husten im Zusammenhang mit einer Bronchitis auf, etwa bei einem grippalen Infekt. Spontaner Husten ist dagegen Reaktion auf eine Reizung der Atemwege, etwa durch Staub oder aggressive Stoffe. Allergischer Husten ist eine Überempfindlichkeitsreaktion (siehe Asthma). Rauchen verursacht eine ständige Reizung der Atemwege.

**Homöopathie:** nächtlicher Husten, Krupphusten: Aconitum D6/C30. Husten mit Auswurf (schlimmer morgens) und erschwerter Atmung, trockener Husten: Alumina D6. Verlegenheitshusten, Krampfhusten mit Aufstoßen: Ambra grisea D3. Kitzelhusten:

Argentum nitricum D12. Nach Anstrengung, mit Wundheit in der Brust, herzbedingt: Arnica D6. Husten alter Menschen, Kitzelhusten: Barium carbonicum D6. Krampfhusten: Belladonna D6/C30. Trockener Husten mit Bruststechen, akute Bronchitis mit Reizhusten, zähem Auswurf, Stichen in der Brust: Bryonia D6. Husten mit Auswurf (nachts, abends): Capsicum D6. Mit Wundschmerz, Schnupfen, Krampfhusten: Carbo vegetabilis D3. Trockener Husten der Kinder in kurzen Stößen (nachts schlimmer); trockener Erkältungshusten: Chamomilla D4/C30. Reizhusten, meist nachts, trocken, vom Kehlkopf her, ohne Auswurf (v. a. Ältere): Conium D4. Husten nachts schlimmer; beim Lachen, Singen, Rauchen, Trinken; auch mit Würgereiz; Kitzelhusten abends, Heiserkeit, trockener Hustenreiz; gelblicher Auswurf; trockener Krampfhusten: Drosera D4. Mit zähem Auswurf bei Verkühlung: Dulcamara D6. Nächtlicher trockener Husten mit Kitzelreiz; nervöser, Krampf-, Kitzelhusten, nächtlicher Reizhusten mit Schluckstörungen: Hyoscyamus D6. Mit Schleimrasseln: Ipecacuanha D4. Hustenreiz, schlimmer morgens, Krampfhusten, Kitzelgefühl im Kehlkopf, Husten beim Einatmen, trockener Husten, zäher Schleim, Keuchhusten: Kalium bichromicum D4. Kitzel-, Kehlkopfhusten, Atembeschwerden, Husten Herzkranker: Lachesis D8. Kitzel-, Kehlkopfhusten, erschwertes Atmen, Brustbeklemmung, Bronchitis: Phosphorus D6.

Mit Halstrockenheit, Brechreiz: Pulsatilla D6. Trockener, ermüdender Husten, schlimmer durch Sprechen, wenig Schleim, trockener Nachthusten; Schleimhautreizung, Kitzelhusten in kalter Luft: Rumex crispus D3. Starker Husten ohne Auswurf, Wangenröte; Pseudokrupp; Kitzelhusten: Sanguinaria D3/D12. Tief aus der Brust; asthmatisch mit Wundschmerz: Spongia D4. Mit Brechreiz, Katarrh, rasselnd, kratzend; Bronchitis: Tartarus emeticus D4.

## Impotenz, sexuelle Störungen

Die unzureichende männliche Glied-Erektion kann durch Erwartungsangst, Alkohol- und Zigarettenkonsum, mangelhafte / einseitige Ernährung, Durchblutungsstörungen oder nach Prostata-Operationen auftreten.

### MEIN PERSÖNLICHER TIPP

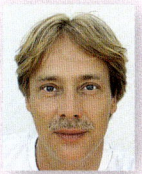

Leiden Sie oft unter grippalen Infekten, Husten, Schnupfen oder Bronchitis, empfehle ich Ihnen mein tausendfach bewährtes Immun-Schema. Nehmen Sie diese Schüßler-Salze je 2 bis 4 Wochen ein: Nr. 3 Ferrum phosphoricum D12, dann Nr. 6 Kalium sulfuricum D6, zuletzt Nr. 7 Magnesium phosphoricum D6. Je Salz 3-mal 2 Tabletten über den Tag verteilt.

**Homöopathie:** generell Agnus castus Urtinktur / D1. Sexuelle Schwäche (auch der Frau): Barium carbonicum D6. Impotenz / übermäßige Lust: Camphora D2, Phosphorus D6. Impotenz, große Schwäche: China D12/C30. Mit vorzeitigem Samenerguss: Lycopodium D6. Oft wirksam: Nux vomica D6. Sexuelle Schwäche (auch Frauen), vorzeitiger Samenerguss: Selenium D4.

## Insektenstiche

Bei Stichen von Mücken, Bremsen, Bienen, Wespen hilft die Naturheilkunde. Allergiker müssen aber stets das vom Arzt verordnete Notfallset mitführen. Bei Stichen in Hals oder Mund sofort zum Arzt, das Anschwellen kann lebensbedrohlich sein. Erste Hilfe: Eiswürfel lutschen. Kalter (Essigwasser-) Umschlag bei Bienen- und Wespenstich.
**Bach-Blüten:** Notfalltropfen, Notfallcreme.
**Homöopathie:** Schwellung: Antimonium D6. Allergie, Schwellung, Brennen / Stechen: Apis D6. Stichverletzung generell: Arnica D6. Übermäßige Reaktion: Graphites D4.
**Schüßler-Salze:** Salbe Nr. 8, Salbe Nr. 10. zurückbleibende Schwellung nach Bienenstich: Nr. 8 Natrium chloratum D6.

## Kinderkrankheiten

Infektionskrankheiten, wie sie bei Kindern auftreten, müssen laut Gesetz ärztlich behandelt werden. Sie können die Selbstheilungskräfte aber natürlich unterstützen!
**Bach-Blüten:** generell: Crab Apple.

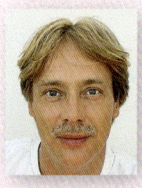
**Homöopathie:** Masern: Aconitum D6/C30. Keuchhusten: Arnica D6/C30. Masern, Scharlach: Belladonna D6/C30. Beschwerden nach Masern: Carbo vegetabilis D3. Keuchhusten, zu Beginn: Chamomilla D6/C30. Keuchhusten, vor allem mit Blauanlaufen: Cuprum metallicum D4. Keuchhusten: Cina D3; Drosera D4; Kalium bichromicum D4; Ipecacuanha D12; Jodum D12. Masern, Scharlach, Röteln: Gelsemium D6/C30. Nierenschwäche nach durchgemachten Masern: Hepar sulfuris D12. Heftiger Scharlach: Lachesis D8/C30. Folgen von Masern / Scharlach; vorbeugend: Pulsatilla D6/C30. Herzbeschwerden durch Scharlach: Spigelia D6. Ausschlag nach Masern, Scharlach, Windpocken, Keuchhusten: Tartarus emeticus D6. Scharlach mit Hirnhautentzündung: Zincum metallicum D6.

## Konzentrations- und Gedächtnisstörungen

Diese Probleme können nervlich bedingt sein sowie durch Stress, Anspannung, Sauerstoffmangel, gestörte Hirndurchblutung.

**Bach-Blüten:** Aufmerksamkeitsstörungen von Menschen, die gerne träumen, sich der Realität entziehen: Clematis.

**Schüßler-Salze:** Gedächtnis und Konzentration stärken: Nr. 3 Ferrum phosphoricum D12. Geistige Erschöpfung, Leistungsschwäche, eventuell nach geistiger Anstrengung schlimmer: Nr. 5 Kalium phosphoricum D6. Gedächtnisstörungen mit nervöser Unruhe: Nr. 14 Kalium bromatum D6; mit nervlicher Schwäche: Nr. 19 Cuprum arsenicosum D6; bei reizbaren Personen: Nr. 17 Manganum sulfuricum D6.

## Kopfschmerzen

Das Symptom Kopfschmerzen hat vielfältige Ursachen: Muskelverspannungen, Allergien, Unverträglichkeiten, Wirbelblockaden, Durchblutungsstörungen, Wetterempfindlichkeit, hormonelle Störungen, psychische Leiden, Infektionskrankheiten … Eine eigenständige Krankheit ist die Migräne mit anfallartigem, oft pulsierendem, halbseitigem Schmerz, oft mit Übelkeit, Erbrechen, Licht- und Lärmscheuheit, Sehstörungen.

**Bach-Blüten:** Sie sollten gemütsorientiert ausgewählt werden, oft passen Vine und Star of Bethlehem. Bei klopfendem Kopfweh, oft eitle, mit sich selbst beschäftigte Menschen: Heather. Bei Wetterfühligkeit (Unbehagen, Vorahnungen) passt oft Aspen. Hilft häufig: Geben Sie je 1 Tropfen White Chestnut links und rechts auf die Stirn, auf die Zunge je 1 Tropfen Aspen und White Chestnut.

**Homöopathie:** bohrende Kopfschmerzen: Aconitum D6. Nächtliche starke Kopfschmerzen: Aurum metallicum D4. Schmerz über Auge und Hinterkopf: Barium carbonicum D6. Klopfendes/Stirnkopfweh: Belladonna D6. Nach Verletzung: Calendula D2. Durch Erkältung, am Hinterkopf: Camphora D2. Heftig, als zerspringe der Kopf, klopfend, auch mit Brechreiz: Capsicum D6. Nervös bedingt, periodisch auftretend, Migräne, auch mit Schwindel: China D12. An Hinterkopf und Nacken, v. a. Frauen: Cocculus D4. In der Kopfhaut, halbseitig, nervlich bedingt mit Übelkeit und Erbrechen; Brennen und Stechen in einer Gesichtshälfte, Gallenblasen-bedingt: Colocynthis D4. Klopfend; in den Wechseljahren: Crocus D2/D6. Starker Schmerz hinter den Augen; vom Nacken aufsteigend; Migräne mit Hautkribbeln: Gelsemium D4. Heftig klopfender Schmerz mit Schwindel, Kopfweh nach Hitze: Glonoinum D6. Druckgefühl im Kopf mit Schmerzen, klopfendes Kopfweh in Zusammenhang mit Blutungen: Hamamelis D3. Halbseitig, nervlich bedingt: Ignatia D6. Mit Druck auf den Scheitel, mit starken Migräneanfällen, bei Frauen in den Wechseljahren: Lachesis D8. Stirnkopfweh, Schulkopfweh der Kinder (auch Phosphorus

D6), Katarrh mit Kopfweh: Mercurius D6/C30. Kopfschmerz über der Stirn und im Genick, Blutandrang zum Kopf, Kopfweh bei Studierenden und Kaffeetrinkern, auch Migräne: Nux vomica D6. Über der Nase, nach dem Essen: Pulsatilla D6. Migräne, heftig bohrender, klopfender Schmerz, vom Hinterkopf zum rechten Auge ziehend; mit Übelkeit, Erbrechen, Magenkatarrh, auch zusammen mit Rheuma: Sanguinaria D3/D12. Bohrend; chronisch; klopfend mit Blutandrang zum Kopf; Migräne (durch Ärger hervorgerufen): Sepia D3/C30.
**Schüßler-Salze:** alle Arten akuten Kopfwehs: Nr. 7 Magnesium phosphoricum D6 (Heiße Sieben). Migräne blonder/rothaariger Frauen: Nr. 8 Natrium chloratum D12.

## Krämpfe

Krämpfe sind plötzliche, unwillkürliche Kontraktionen an Muskeln (meist bei Überanstrengung) oder Organen wie Magen oder Darm (durch Infektion, Überlastung).
**Bach-Blüten:** Notfalltropfen.
**Homöopathie:** Bauchkrämpfe mit Durchfall: Arsenicum album D6. Generell / bei der Regel: Belladonna D6. Arm-, Gesichts-, Wadenkrämpfe: Camphora D2. Schluckbeschwerden, Halskrampf: Cantharis D6. Krampfartige Oberbauchschmerzen, Leberbeschwerden: Chelidonium D6. Speiseröhren-, Unterleibs-, Gliederkrämpfe: Cocculus D4. Magen-, Gallenblasen-, Darmkrämpfe; Krämpfe nach Weinen, Wadenkrämpfe,

Krämpfe in der Schwangerschaft, alle in den Fingern beginnenden: Cuprum metallicum D6. Nackensteife und -krampf, Gefäßkrämpfe (Morbus Raynaud): Glonoinum D6. Bauchkrämpfe nach dem Essen: Hepar sulfuris D4. Blasenkrampf, Krämpfe nach Verletzungen: Hypericum D6. Krampfartige Schmerzen, Gähn-, Magen-, Lach-, Weinkrämpfe; hysterische, Zahnungs-, Gebärmutterkrämpfe: Ignatia D6. Unterleibs-, Stimmritzen-, Kehldeckel-, Kehlkopfkrampf, Neigung zu Krämpfen: Ipecacuanha D4. Magen-, Schreibkrampf, Krämpfe in Gliedmaßen: Nux vomica D6. Blasenkrampf: Pulsatilla D6. Krampfende Gliederschmerzen, Wadenkrampf: Rhus toxicodendron D6.
**Schüßler-Salze:** generell: Nr. 7 Magnesium phosphoricum D6 (Heiße Sieben). Krämpfe mit nachfolgender Schwäche: Nr. 5 Kalium phosphoricum D6.

## Leberbeschwerden

Eine Störung oder Schädigung der Leber kommt meist erst bei einer Blutuntersuchung ans Licht. Ansonsten treten unspezifische Beschwerden wie Müdigkeit oder Juckreiz auf. Sie zeigen an, dass das Organ in seiner Entgiftungsfunktion belastet ist. Bei Hepatitis, der infektiösen Leberentzündung, sind erste Symptome Appetitmangel, Kopfschmerzen, Völlegefühl, Übelkeit, Fieber und Gelbsucht. Leberbeschwerden müssen therapeutisch abgeklärt werden, ein erfahrener Homöopath kann Ihnen begleitend passende Mittel empfehlen. Unterstützend und leberstärkend:

**Bach-Blüten:** Bei Hepatitis und anderen Leberstörungen passt oft Holly.

**Schüßler-Salze:** Nehmen Sie die leberwirksamen Salze Nr. 6 Kalium sulfuricum D6 und Nr. 10 Natrium sulfuricum D6 zur Anregung der Entgiftungsfunktion der Leber als Heiße Sieben vor dem Schlafen ein: je 5 Tabletten in 1 Glas heißes Wasser. Eine Kur von vier Wochen ist sinnvoll.

## Lernstörungen

Die Ursachen von Lese- und Rechtschreibschwäche (LRS) sowie Rechenschwäche (Dyskalkulie), die sich im Grundschulalter zeigen, sind noch nicht erschöpfend geklärt. Man nimmt an, dass es sich um ein Zusammenwirken genetischer Faktoren und Umweltfaktoren handelt. Neben elterlicher und pädagogisch-therapeutischer Unterstützung helfen die folgenden Mittel Ihrem Kind.

**Bach-Blüten:** Diese Mischung hat schon oft geholfen: Larch, Mimulus, Gentian und Chestnut Bud. Bei Lernstörungen haben sich Chestnut Bud und Walnut bewährt.

**Homöopathie:** Mathematikschwäche: Luesinum C30 (alle 8 Wochen 5 Globuli). Lese-Rechtschreib-Schwäche: Medorrhinum C30 (alle 8 Wochen 5 Globuli). Die Bezugsquelle für beide Mittel steht auf Seite 140.

**Schüßler-Salze:** Lernstörungen: Nr. 5 Kalium phosphoricum D6. Mathematikschwäche: Nr. 22 Calcium carbonicum D6.

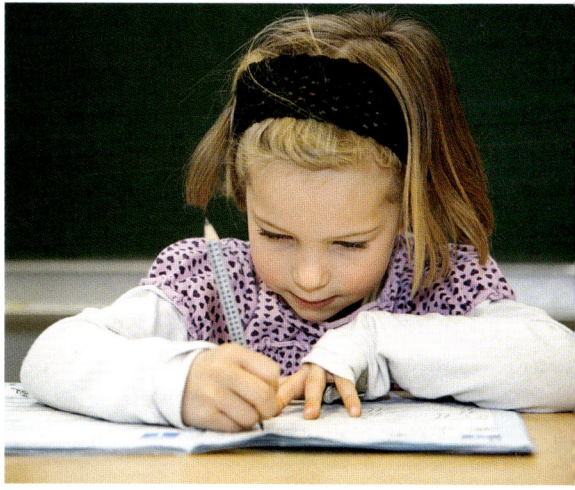

Die Naturheilkunde hilft unterstützend Ihrem Schulkind, sich gut zu konzentrieren.

## Magenstörungen

Störungen im Magenbereich sind unangenehm. Besonders schmerzhaft ist die Magenschleimhautentzündung (Gastritis), oft ausgelöst durch verdorbene Speisen, Stress, Ärger oder Schock. Man nimmt an, dass Helicobacter-Bakterien verantwortlich sind. Protonenpumpenhemmer und Säureblocker helfen kurzfristig, bewirken aber keine Ausheilung im Sinne der Naturheilkunde.

**Homöopathie:** Magen-Darm-Schwäche der Kinder, Magenschmerzen: Abrotanum D6. Nervöser Magen: Ambra grisea D3. Gastritis mit weiß belegter Zunge, Magendruck nach üppigem Essen: Antimonium crudum D6. Gastritis, Verlangen nach Süßem: Argentum nitricum D6. Heftige Magenschmerzen, -verstimmung: Arsenicum album D6/D12.

Nervöse Magenstörungen, Sodbrennen, Magenschwäche, -krämpfe, -geschwüre, verdorbener Magen: Bismutum D4/C30. Magenbrennen, -druck: Camphora D2. Akute Gastritis, Magenbrennen, -krämpfe: Carbo vegetabilis D3/D6. Magenkrämpfe, -beschwerden nach Ärger: Chamomilla D6/C30. Sodbrennen und Magenschmerzen: Conium D4. Magenschmerzen mit Durchfall nach dem Essen, Blähungen, Völlegefühl: Echinacea D3. Magenkrämpfe, Darmschwäche, Speiseröhrenentzündung: Gelsemium D6. Nervöse Magenschwäche, Magenkrämpfe: Graphites D4. Magen-, Darmblutungen: Hamamelis D3 Schwächegefühl im Magen, Magenbeschwerden durch Kummer, Magenkrämpfe, -entzündung: Ignatia D6. Brennen im Magen mit Übelkeit und Sodbrennen: Kalium bichromicum D4. Magendruck, -krämpfe mit saurem Aufstoßen, Gastritis, nervöse Beschwerden: Nux vomica D6. Beschwerden nach fettem Essen / Eis, Magenkrämpfe, verdorbener Magen, -katarrh mit Durchfall: Pulsatilla D6. Magenschmerzen nach dem Essen, Kloßgefühl: Sepia D3. Äußerlich generell: Abrotanum Salbe N DHU.

## Menstruationsprobleme

Störungen während und vor der monatlichen Periodenblutung haben oft hormonelle Ursachen, können aber auch psychisch, z. B. stressbedingt sein. Ob die Blutung zu stark, zu spärlich, unregelmäßig oder schmerzhaft

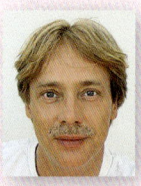
ist, ob Verstimmungen und Schmerzen vor der Regel (prämenstruelles Syndrom, PMS) die Frau belasten oder die Regel im Vorfeld der Wechseljahre unregelmäßig wird: Fast immer hilft die Naturheilkunde.
**Bach-Blüten:** Oft passt Rock Rose.
**Homöopathie:** Beschwerden der Menopause (Aussetzen der Menstruation): Alumina D8. Zu starke Blutung: Arnica D6. Menstruationskrämpfe: Belladonna D6. Verfrühte, starke, auch schwärzliche Blutung: Cantharis D6. Übelriechende Blutung: Carbo vegetabilis D3. Menstruationskrämpfe: Caulophyllum D2/D6 oder Causticum D6. Ausbleiben der Regel: China D6/D12. Kopfschmerzen, Schmerzen in den Eierstöcken, Gereiztheit: Cimicifuga D2. Schwarze, klumpige Blutung; zu häufige / reichliche Menstruation;

Gefühl von Bewegung im Bauch wie von Fremdkörper; Schmerzen und Krämpfe: Crocus D2. Bauch- und Kreuzschmerzen: Gelsemium D6. Pulsierendes Kopfweh und Hitzegefühl vor der Regel: Glonoinum D6. Zu späte, zu geringe Blutung mit Ausschlägen und unreiner Haut, schwerer Durchbruch (Menarche) der Regel bei jungen Mädchen, Ausbleiben: Graphites D4. Beschwerden, Koliken, zu starke Blutung: Hamamelis D3. Unregelmäßige, schmerzhafte, schwarz-klumpige Blutung, Folge von Kummer: Ignatia D6. Zu frühe, zu starke und zu lang andauernde Regel: Jodum D6. Zu frühe, starke Blutung; auch mit Schwerhörigkeit: Kreosotum D6. Zu früh, zu stark, oft dunkles Blut: Nux vomica D6. Zu früh, zu stark, zu lange anhaltend, schmerzhaft; Krämpfe, Eierstockneuralgien, Scheidenjuckreiz: Platinum metallicum D6. Zu schwach, verspätet, Ausbleiben nach Erkältung, unregelmäßig; Ausfluss: Pulsatilla D6. Beschwerden vor der Regel; zu schwache, ausbleibende, zu häufige Periode, launische Phasen: Sepia D3/C30.

**Schüßler-Salze:** bei Schmerzen während der Menstruation Nr. 7 Magnesium phosphoricum D6 als Heiße Sieben.

## Muskelbeschwerden, Fibromyalgie

Muskelschmerzen kennen wir nach körperlicher Belastung, beim Muskelkater (Mikroverletzungen nach körperlicher Anstrengung), bei rheumatischen Erkrankungen, Verletzungen. Lähmende Muskelbeschwerden treten nach Belastung auf oder sind Begleiterscheinung einer anderen Erkrankung. Bei Fibromyalgie handelt es sich um ein vielschichtiges Krankheitsbild, das den Weichteilrheuma-Erkrankungen zugerechnet wird. Über die Auslöser wird viel diskutiert. Symptome sind Muskelverspannung, -hartspann, Schlafstörungen und Schmerzen (Bindegewebe, Knochen, Muskeln).

**Bach-Blüten:** Muskelkater, Verspannung, Überanstrengung, Prellung: Notfallcreme auftragen. Bei verspannten, steifen Muskeln hat sich diese Mischung bewährt: Impatiens, Vervain, Vine und Water Violet.

**Homöopathie:** wandernde Muskelschmerzen: Aesculus D3. Schmerzen nach Anstrengung: Arnica D6. Muskelrheuma: Cactus grandiflorus D2. Nackensteife, schmerzende Rückenmuskeln, steife Muskeln: Caulophyllum D2/D6. Muskel-/Weichteilrheuma: Cimicifuga D4. Schwäche der Halsmuskeln: Cocculus D4. Muskelschmerz durch Verkühlung/Erkältung: Colchicum D4. Sehnen-/Muskelverkürzung: Colocynthis D6. Muskelzucken: Gelsemium D6. Muskelverkürzung: Graphites D4. Muskelrheuma: Lycopodium D6. Plumbum metallicum. Muskelschwund/-schwäche, Weichteilrheuma, Muskelzucken: Ranunculus D6. Muskelrheuma: Rhus toxicodendron D4. Ziehen, Reißen, Spannen im Nacken: Thuja D6/D12. Schwäche der Nackenmuskeln, schlaffe

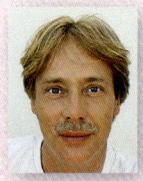
Muskeln: Veratrum album D6. Äußerlich bei Neigung zu Muskelkrämpfen, Gefühllosigkeit in den Beinen: Sabdariffa Salbe N DHU. **Schüßler-Salze:** Beugen Sie Muskelkater vor: einen Tag vor sportlicher Aktivität und beim Sport Nr. 3 Ferrum phosphoricum D12 und Nr. 9 Natrium phosphoricum D6 (Dosierung s. chronische Beschwerden). Nach dem Sport heiß duschen, die beanspruchten Muskeln mit Salbe Nr. 3 einreiben.

## Nervenschmerzen (Neuralgien)

Neuralgien treten im Ausbreitungsgebiet eines Nervs auf wie beim dreigeteilten Trigeminus im Gesicht oder im Verlauf des Ischias vom Po zu den Zehen. Sie können durch (stumpfe) Verletzungen oder Wunden entstehen, wenn der Nerv einbezogen war, oder begleiten eine andere Erkrankung (z. B. Diabetes). Bei Schmerzen an mehreren Nerven spricht man von Polyneuropathie.
**Homöopathie:** Trigeminusneuralgie mit Kribbeln: Aconitum D4. Zwischenrippenneuralgie (intercostal): Bryonia D6. »Messerscharfe« Neuralgie; Ameisenlaufen: Colocynthis D3; D4 nervöse Gesichtsneuralgie: Gelsemium D4. Nach Erkältung; Ziliarneuralgie (Augenmuskeln): Hepar sulfuris D3. Nervenschmerzen, Ischias, auch durch Reizmittel: Nux vomica D6. Neuralgische Gesichts- und Kopfschmerzen; Eierstockneuralgien: Platinum metallicum D6. Gesichtsneuralgien: Sepia D3/D12.

## Nieren- und Blasenbeschwerden

Entzündungen der Harnwege sind schmerzhaft, vor allem beim Wasserlassen. Oft entsteht eine Blasenentzündung bei Sitzen auf kaltem Untergrund, feuchter Badekleidung und zu leichter Kleidung. Die Erreger können zu Harnleiter und Nieren aufsteigen. Auch Nieren- und Harnsteine durch kristallbildende Substanzen und die schmerzhaften Koliken, wenn die Steine in den Harnleiter gelangen, sind sehr unangenehm.
**Homöopathie:** Blasen- und Harnleiterentzündung: Argentum nitricum D6. Blasenschmerzen/-entzündung: Cantharis D6. Blasenkatarrh nach Verkühlen: Dulcamara D6. Blasenschwäche. Gelsemium D6.

Harndrang, übermäßiger Harn, v. a. nachts, Bettnässen: Kreosotum D4. Nierenbecken-entzündung, Nierensteine, -gries, -kolik, Blasenkatarrh: Lycopodium D6/C30. Blasenkrampf: Pulsatilla D6. Reizblase, Harndrang/-verhalt, Blasenkatarrh: Sabal serrulatum D2. Nierenbeckenentzündung, Nierensteine, Harnwegs-/Blasenkatarrh (akut und chronisch): Uva ursi D2.

## Ohrenerkrankungen

Neben neuralgischen Ohrenschmerzen (durch Kälte, Zugluft) kann eine Entzündung des äußeren Ohrs (Otitis externa) auftreten: durch mechanische Verletzung (beim Reinigen) oder Bakterien (beim Baden), durch Kälte und Wind. Es gibt die feuchte Form mit übelriechendem Sekret und die trockene mit Juckreiz, Schüppchenbildung. Bei der Mittelohrentzündung (Otitis media, hinter dem Trommelfell) steigen Bakterien aus dem Nasen-Rachen-Raum über die Eustachische Röhre ins Ohr. Die Symptome bei beiden sind Schmerzen, Fieber, Unwohlsein. Beim Tubenkatarrh ist die Eustachische Röhre entzündet, mit Druckschmerz und Schwerhörigkeit.

**Bach-Blüten:** Neuralgie / Nervenschmerzen: Notfalltropfen, mehrmals in und auf der Ohrmuschel einige Tropfen einreiben.

**Homöopathie:** »Krachen« im Ohr beim Schnäuzen, Tubenkatarrh: Barium carbonicum D4. Ohrenschmerzen: Belladonna D6. Ohrentzündung: Cactus grandiflorus D2.

Mittelohrentzündung, Tubenkatarrh: Allium cepa D6. Ohrentzündung, -ausfluss: Hepar sulfuris D6. Vergrößerte Ohrspeicheldrüse: Jodum D6. (Mittel-)Ohrentzündung mit Schmerzen: Mercurius solubilis D6.

**Schüßler-Salze:** bei Tubenkatarrh Nr. 4 Kalium chloratum D6.

## Ohrgeräusche, Hörstörungen

Ohrenklingeln, Ohrenpfeifen, Ohrensausen bringen viele Menschen zur Verzweiflung. Der Tinnitus aurium ist eine Störung der Hörfunktion, die sowohl permanent als auch in Schüben auftreten kann. Mögliche Ursachen sind Durchblutungsstörungen, Bluthochdruck, Schockerlebnisse, Wirbelkörperirritationen, Druckschwankungen (wie beispielsweise beim Öffnen der Fenster im fahrenden Auto) oder krankhafte Veränderungen im Innenohr. Lärm oder Stress allerdings sind die häufigsten Ursachen. Plötzliche Hörstörungen mit Druck im Ohr können auf einen Hörsturz hinweisen. Bei der Dysakusis besteht eine Überempfindlichkeit des Ohres.

**Homöopathie:** Tinnitus im Alter, Ohrensausen, Schwerhörigkeit: Ambra grisea D3. Ohrensausen und Geräuschempfindlichkeit: Aurum metallicum D4. Schwerhörigkeit, Ohrensausen; ein Krachen im Ohr beim Schnäuzen: Barium D4. Ohrensausen, -brummen, -klingen: Conium D4. Erhöhter Puls mit Blutandrang, Ohrenklingen, Aufregung: Digitalis D6. Heftig klopfendes Kopfweh mit Schwindel, Blutandrang, Pulsieren im Kopf, Ohrensausen: Glonoinum D6. Ohrensausen mit Schwerhörigkeit: Graphites D6. Schwerhörigkeit und starke Menstruation: Kreosotum D6. Schwerhörigkeit, Ohrensausen: Mercurius D12; Phosphorus D6. Ohrensausen, Ohrenklingeln, Hörstörung nach Masern, Scharlach: Pulsatilla D6. Blutandrang mit Ohrensausen, Gesichtsröte: Sanguinaria D3.

## Operationen

Um Operationen ist nicht immer herumzukommen. Damit sie gut verlaufen und die Heilung beschleunigt wird, empfehle ich die homöopathische Vor- und Nachbehandlung. **Bach-Blüten:** alle Komplikationen während und nach Operationen: Notfalltropfen. **Homöopathie:** Dies hat sich immer wieder bei meinen Patienten bewährt: Nehmen Sie das gewählte Mittel ab 8 Tage vor und bis 14 Tage nach der Operation (wo nicht anders angegeben). Knochenoperation, -verletzung: Symphytum D3. Blutungen; vorbeugend vor größeren Blutungen durch Gefäßverletzung: Arnica D5/D6. Gleich nach der Operation, um die Nachwirkung einer Vollnarkose zu lindern: max. 2 Tage Nux vomica D6. Nervenverletzung durch Operationen: Hypericum Urtinktur / D3. Zerschlagenheitsgefühl nach Operation: Bellis D3. Wundheilung, vor allem bei schlecht heilenden Wunden: Calendula Urtinktur, innerlich und äußerlich.

# WICHTIG

**ZUM ARZT!**
Gehen Sie bei Schmerzen und Druckgefühl im Dammbereich, häufigem Wasserlassen (auch nachts), schwachem Harnstrahl mit Nachtröpfeln zum Arzt: je früher, umso besser, damit eine mögliche Prostata-Entzündung nicht chronisch wird.

## Prostatabeschwerden

Prostataentzündungen entstehen oft durch Verkühlen / Durchnässung, etwa nach Sitzen auf kalten Steinen oder infolge bakterieller Harnwegsinfektionen. Die Symptome (siehe Kasten) können auch auf eine bei Männern über 50 häufige Prostatavergrößerung hindeuten; oft Zeichen hormoneller Störung. **Homöopathie:** gutartige Prostatavergrößerung: Conium D4; Sabal serrulatum D2. Entzündung: Selenium D4; Thuja D6/D12. Vergrößerung, Harndrang: Staphisagria D4.

## Reiseübelkeit

Reisekrankheit, ob Schiff, Flugzeug, Bus, Auto, Bahn, hat immer dieselbe Ursache: Da Augen, Gleichgewichtssinn und Druckrezeptoren im Innenohr unterschiedliche Wahrnehmungen bei Bewegung haben, reagiert das Gehirn »verwirrt«. Ballspiele bei langsamem Gehen, wo der Ball nach oben

geworfen wird, trainieren die drei Systeme.
**Bach-Blüten:** Anfälligkeit für Reiseübelkeit, der Gang ist unstet, unsicher, die Bewegungen sind ruckartig: Scleranthus.
**Homöopathie:** generell Schwindelgefühle mit Übelkeit Cocculus D4; ebenso Lycopodium D6 oder Nux vomica D6.
**Schüßler-Salze:** Erbrechen, Brechreiz: Nr. 9 Natrium phosphoricum D6.

## Rückenbeschwerden

Bandscheiben- und Wirbelsäulenprobleme zählen zu den häufigsten Schmerzerkrankungen. Oft werden die Beschwerden chronisch, es kommt zu Substanzveränderungen an der Wirbelsäule. Die akuten Beschwerden sind Spontanschmerz mit Muskelverhärtung, Lähmungsgefühl und Bewegungseinschränkung, durch Schonhaltungen verschlimmern sich die Beschwerden.
**Bach-Blüten:** Ischiasprobleme mit verhärteten Muskeln: Impatiens. Bei Morbus Bechterew, Osteoporose, Wirbelsäulenverkrümmung passen oft: Centaury, Chestnut Bud, Larch. »Erdrückende« Last: Hornbeam.
**Homöopathie:** hilft bei den meisten Rückenbeschwerden: Arnica D5, Hypericum D3 im Wechsel. Steife Rückenmuskeln: Caulophyllum D2. Ischiasbeschwerden: Chamomilla D6/C30. Rückenschmerzen durch Verkühlen, Durchnässung: Dulcamara D6. Rückenschmerz, steifer Nacken, Ischias (v. a. linksseitig): Kalium bichromicum D4. Rückenschmerzen, -steifheit, Hexenschuss,

Ischias, Kreuzweh: Nux vomica D6. Rückenschmerzen, Ischias: Platinum D6. Schmerzen nach Anstrengung: Pulsatilla D6. Spannungsgefühl im Rücken, Schmerzen, Ischias, nach Verheben: Rhus toxicodendron D6. Rückenmarkentzündung, Ischias: Secale D6. Rückenschwäche beim Gehen: Sepia D3/C30. Äußerlich bei Rücken- und Gelenkproblemen: Harpagophytum Salbe N DHU.
**Schüßler-Salze:** Rückenschmerzen, auch nach Bandscheibenvorfall: Nr. 7 Magnesium phosph. D6 (Heiße Sieben), Salbe Nr. 7.

## Schilddrüsenstörungen

Eine Schilddrüsenüberfunktion kann viele Ursachen haben. Symptome sind Erregung, Zittern, Nervosität, hervortretende Augen, Gewichtsverlust trotz Heißhunger, Schweißausbrüche. Die Unterfunktion kann durch eine Schilddrüsenoperation, Entzündungen oder Tumoren der Schilddrüse ausgelöst sein und macht sich u. a. in Abgeschlagenheit und schwieriger Gewichtsabnahme bemerkbar. Bei der Hashimoto-Thyreoiditis handelt es sich um eine chronische Form der Schilddrüsenentzündung. Sie zählt zu den Autoimmunerkrankungen, ist die häufigste Form der Schilddrüsenentzündung und zugleich die häufigste Ursache für eine Unterfunktion. Ein Schilddrüsenkropf entsteht, wenn durch Jodmangel nicht ausreichend Schilddrüsenhormone gebildet werden und die Schilddrüse versucht, die Hormonproduktion zu erhöhen. Es kommt zu Verdrängungsbeschwerden wie Atemnot und Druckgefühl am Hals.

Jeder Verdacht auf eine Schilddrüsenerkrankung sollte therapeutisch abgeklärt werden.

**Bach-Blüten:** Bei Schilddrüsenüber- und -unterfunktion passt oft: Scleranthus.

**Homöopathie:** Schilddrüsenunterfunktion: Avena sativa Urtinktur. Überfunktion, Vergrößerung, Verhärtung: Jodum D12/C30. Überfunktion: Lycopus D3. Hashimoto-Krankheit: Magnesium fluoratum D6.

**Schüßler-Salze:** Hashimoto: Nr. 11 Silicea D6. Kropf: Nr. 22 Calcium carbonicum D6.

## Schlafstörungen

Ist der Schlaf gestört, dann sind Laune und Leistungsfähigkeit »im Keller«. Kaffee und Tee sind langfristig keine Lösung, ebenso wenig die abendliche Schlaftablette! Finden Sie die Ursachen, etwa körperliche (Verdauungsprobleme, Leberprobleme …) und psychische Störungen, Grübeln, Elektrosmog, Lärm oder unpassende Bettauflagen.

**Bach-Blüten:** unruhiger Schlaf: Mimulus.

**Homöopathie:** Schlafstörungen mit Herzangst: Aconitum D6. Schlafsucht, ständige Müdigkeit: Agnus castus D1. Unruhiger Schlaf: Ambra grisea D3. Nervöse Schlaflosigkeit: Avena sativa Urtinktur; Camphora D2. Schlafstörungen vor Mitternacht: Bryonia D6. Gedankenkreisen: China D6; Coffea D6. Unruhiger Schlaf, Aufwachen zwischen 3 und 4 Uhr: Nux vomica D6. Aufschrecken mit Schreien: Sambucus D3/D12.

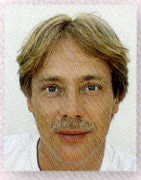
## Schnupfen

Bei Fließ- oder Stockschnupfen liegt meist eine Virusinfektion vor oder eine allergische Reaktion auf Hausstaub, Tierhaare, Pollen. Die Nasenschleimhaut ist entzündet und schwillt an, die Atemluft kann nicht ungehindert passieren. Wie jede Entzündung ist Schnupfen eine Maßnahme des Körpers, abwehrstarke Blutkörperchen herbeizurufen.

**Bach-Blüten:** Bei Heuschnupfen passen oft Beech und Holly.

**Homöopathie:** Fließschnupfen mit brennendem Sekret, Tränen: Allium cepa D6. Heuschnupfen: Apis D6/D12. Heftiger Fließschnupfen, brennendes Sekret: Arsenicum album D6. Chronischer Schnupfen: Barium carbonicum D4. Fließschnupfen, Brennen in der Nase: Cina D3/D12. Hartnäckiger

Stockschnupfen: Conium D4. Stockschnupfen nach Verkühlung: Dulcamara D4. Stockschnupfen, Fließschnupfen mit wund machendem Sekret: Graphites D4. Nasenpolypen, -verstopfung, chronischer Schnupfen, Fließschnupfen mit Geruchsverlust, Nebenhöhlenentzündung: Kalium bichromicum D4. Häufiger Schnupfen, starker Fließschnupfen: Lachesis D8. Neigung zu Katarrhen, zu Schnupfen; verstopfte Nase; Fließschnupfen mit gelbgrünem scharfem Sekret: Lycopodium D6. Schnupfen mit Kopfweh; Nasenbluten; Fließschnupfen, häufiges Niesen, brennendes Sekret: Mercurius D6/D12. Nasenpolypen, trockene Nase, Stockschnupfen: Phosphorus D6. Schnupfen mit Geruchsverlust; Stockschnupfen: Pulsatilla D6. Mit rauem Hals, Niesen; wund machender Fließschnupfen wechselnd mit Stockschnupfen, Nasenpolypen: Sanguinaria D3. Stockschnupfen, Fließschnupfen: Sulfur C30.
**Schüßler-Salze:** akuter Fließschnupfen: Nr. 8 Natrium chloratum D6.

## Schwangerschaft, Entbindung

Auftretende Beschwerden lassen sich gut auf natürliche Weise behandeln, wie Erbrechen, Krampfadern, Zahnprobleme, Juckreiz, Unwohlsein. Bei ernsteren Beschwerden können die Mittel begleitend (!) zu den Maßnahmen von Arzt und Hebamme helfen.
**Bach-Blüten:** alle Probleme, die bei der Entbindung auftreten: sofort Notfalltropfen.

**Homöopathie:** Verstopfung: Alumina D6. Drohende Fehlgeburt; fehlende Wehen; Brustdrüsenentzündung: Belladonna D6. Krampfwehen, falsche Wehen, schwache Nachwehen (auch: drohende Fehlgeburt): Caulophyllum D6. Hysterie, Nervosität, Kopfschmerzen in Nacken und Hinterkopf: Cocculus D6. Erbrechen: Conium D4. Schmerzende Kindsbewegungen; Gebärmutterblutung (auch nach Fehlgeburt): Crocus D6. Erbrechen: Ipecacuanha D4; Kreosotum D6. Schwäche nach Entbindung oder Fehlgeburt: Kalium carbonicum D4. Ekzeme bei Schwangeren: Lycopodium D6. Langsame Geburt; Gebärende aufgeregt: Passiflora D3. Konstitutionsmittel in Schwangerschaft, Wochenbett; bei drohender Fehlgeburt; schwachen Geburtswehen; Brustbeschwerden nach Abstillen: Pulsatilla D6. Übelriechende Gebärmutterblutungen; zu langer Wochenfluss; Gebärmutterentzündung; (drohende) Fehlgeburt; zu schwache und ausbleibende Wehen; zu schwache Austreibung der Nachgeburt; Gebärmutterkrämpfe bei Wehen / nach der Entbindung: Secale cornutum D6.

**Schüßler-Salze:** vorbereitend für Elastizität von Damm und Bauchdecke: Nr. 1 Calcium fluoratum D6 und Salbe Nr. 1 (sanft in den Unterleib massieren). Zahnprobleme (Karies, Plaque, Lockern): Nr. 1 Calcium fluoratum D12 und Nr. 2 C. phosphoricum D6. Erbrechen: Nr. 2 C. phosphoricum D6; schlimmer bei Vollmond: Nr. 11 Silicea D12.

## Schwitzen

Körperliche Anstrengung nach einem grippalen Infekt, Anspannung, Aufregung und Nervosität können vorübergehend zum verstärkten Schwitzen bis hin zu Schweißausbrüchen führen. Ebenso kann vermehrtes Schwitzen hormonelle Ursachen haben wie Umstellungen in Pubertät und Wechseljahren sowie eine Schilddrüsenüberfunktion.

**Bach-Blüten:** Schwitzen mit psychischer Ursache wie Angst, Aufregung: Aspen. Unangenehmer Körpergeruch: Crab Apple.

**Homöopathie:** Schwitzen und Kältegefühl: Causticum D6. Generell: Graphites D4. Unfähigkeit des Körpers zu schwitzen: Kalium carbonicum D4. Schwitzen in Zusammenhang mit Gliederschmerzen: Lachesis D6. Mit Fieber: Mercurius D12. Starkes Schwitzen, v. a. um Mitternacht: Sambucus nigra D3. Kalter Schweiß, auch in den Wechseljahren: Sepia D3/C30

**Schüßler-Salze:** generell bei Schwitzen am ganzen Körper: Nr. 11 Silicea D12. Partielles Schwitzen, etwa an den Händen, Füßen, am Kopf: Nr. 2 Calcium phosphoricum D6.

## Sehnenbeschwerden

Sind Bänder und Sehnen konstitutionell bedingt instabil, können Schmerzen nach bestimmten Bewegungen und im Extremfall auch Ausrenkungen (zum Beispiel des Kniegelenks) die Folge sein. Durch die Gewebeschwäche wird das Gelenk nicht korrekt fixiert, ist schnell überdehnt.

Bei der Sehnenverhärtung namens Dupuytren-Krankheit werden die Sehnenstränge im Handgelenk knotig und vernarben, die Finger beugen sich. Beim schnellenden Finger handelt es sich um unwillkürliche, auch schmerzhafte Zuckungen von Sehnen.

**Bach-Blüten:** Bei Sehnen- und Bänderbeschwerden passt oft Hornbeam.

**Homöopathie:** Schnellender Finger: Antimonium crudum D6. Sehnenzucken: Hyoscyamus D6. Entzündungen von Bändern und Sehnen, z. B. nach Verletzungen: Rhus toxicodendron D6. Verkürzung der Kniegelenkssehne (z. B. nach einer Verletzung): Ruta graveolens D3. Bänder- und Sehnenverletzung: Symphytum D3.

**Schüßler-Salze:** Dupuytren-Kontraktur: Nr. 1 Calcium fluoratum D12 und Salbe Nr. 1. Allgemeine Bänder- und Sehnenschwäche: siehe Tipp.

## MEIN PERSÖNLICHER TIPP

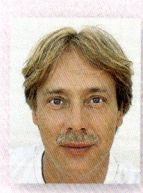

Meine Schüßler-Kur stärkt Bänder und Sehnen: 8 Wochen lang am Vormittag 3 Tabletten Nr. 1 Calcium fluoratum D12; am Nachmittag 3 Tabletten Nr. 2 Calcium phosphoricum D6; im Lauf des Abends 3 Tabletten Nr. 11 Silicea D12. Morgens Salbe Nr. 1, abends Salbe Nr. 11 auftragen.

## Sodbrennen, Reflux

Süßigkeiten, Kaffee, Pfefferminze, Tabak, scharfe Gewürze, Alkohol, säurereiche Getränke können bewirken, dass der saure Magensaft in die Speiseröhre gelangt und die empfindliche Schleimhaut reizt. Wird die Entzündung chronisch (Refluxkrankheit), liegt oft eine Schwäche des Schließmuskels zwischen Speiseröhre und Magen zugrunde.
**Homöopathie:** Magenschwäche mit Sodbrennen: Bismutum D4. Aufstoßen mit Sodbrennen und Völlegefühl: Chelidonium D6. Sodbrennen mit Magenschmerzen: Conium D4. Sodbrennen, Magenschleimhautentzündung, saures Aufstoßen: Nux vomica D6. Aufstoßen, Sodbrennen: Sulfur D12.
**Schüßler-Salze:** Sodbrennen: Nr. 9 Natrium phosphoricum D6.

## Stress, Ruhelosigkeit

Innere Anspannung ist im heutigen Alltag mit immer höheren Anforderungen und Leistungsdruck gekoppelt. Stress kann positiv und aktivierend wirken. Bewerten wir ihn jedoch negativ oder wird er einfach zu viel, dann können Depressionen und Erschöpfung, aber auch körperliche Beschwerden entstehen.
**Bach-Blüten:** Unruhe: Agrimony. Stress und Anspannung: Oak, Elm. Erschöpfung: Olive.
**Homöopathie:** Unruhe mit Angst: Aconitum D6. Nervöse Erschöpfung, Unruhe, Nervenschwäche: Ambra grisea D3. Schwindel, Unruhe, nervöse Herzbeschwerden: Argentum nitricum D12. Unruhe, Nervenschwäche: Avena sativa Urtinktur. Unruhe, Schlafstörungen, Gedankenkreisen, nervöse Herzbeschwerden: Coffea D6 Unruhe, Erregung, Herzklopfen: Jodum D12. Unruhe; Unvermögen, klar zu denken, Unlust zu geistiger Tätigkeit: Lachesis D8. Unruhe, Angst, Lebensüberdruss, Zanksucht, Zerstreutheit: Mercurius solubilis D12. Unruhe, (Nerven-) Schwäche: Phosphorus D6. Bewegungsdrang, Zukunftsängste, Überreiztheit; nervöser Schwindel, Gähnen: Rhus toxicodendron D4. Schlaflosigkeit mit Unruhe, Hitzegefühl, Erschöpfung: Secale cornutum D6.
**Schüßler-Salze:** Unruhe, Angst, Nervenschwäche: Nr. 22 Calcium carbonicum D6. Anti-Stress-Kur: morgens 3 Tabl. Nr. 2 Calcium phosphoricum D6, mittags 3 Tabl. Nr. 5 Kalium phosphoricum D6, abends 3 Tabl. Nr. 7 Magnesium phosphoricum D6.

## Übelkeit

Übelkeit kann vom Magen-Darm-Bereich ausgehen (etwa nach einem zu üppigen Essen, einem Übermaß an Alkohol oder nach verdorbenen Speisen), sie kann aber auch auf einen niedrigen Blutdruck sowie eine Herzerkrankung hinweisen oder zusammen mit anderen Beschwerden wie Migräne auftreten. Bei wiederholter Übelkeit ohne ersichtlichen Grund ist eine diagnostische Abklärung beim Therapeuten empfehlenswert.
**Bach-Blüten:** bei plötzlicher starker Übelkeit: Notfalltropfen.

**Homöopathie:** Übelkeit mit Brechreiz: Capsicum D6. Nach dem Essen mit Kopfweh: Carbo vegetabilis D6 Mit Völlegefühl, Erbrechen, Galleproblemen: Carduus marianus D3. (Reise-)Übelkeit, Kater: Nux vomica D6. Übelkeit, Erbrechen, Migräne, Magenkatarrh: Sanguinaria D3. Übelkeit zusammen mit anderen Beschwerden: Sulfur D6/D12; Tartarus emeticus D4.

**Schüßler-Salze:** Übelkeit nach Essen, Reiseübelkeit: Nr. 9 Natrium phosphoricum D6.

## Venenerkrankungen

Zu Krampfadern und ihren Vorboten, den Besenreisern, kommt es häufig bei anlagebedingter Venen- und Gewebeschwäche, in der Schwangerschaft oder bei stehender Tätigkeit. Anzeichen sind Schweregefühl in den Beinen, Juckreiz, Rötung, Ödeme, sichtbar und spürbar verdickte Oberflächenvenen.

**Homöopathie:** Venenerkrankungen generell: Aesculus D2; Carduus marianus D3. Bei Älteren: Ambra grisea D3. Mit Durchblutungsstörungen: Arnica D4/D6. Krampfaderbruch, Unterschenkelgeschwür, Ekzem: Hamamelis D3. Krampfadern, alte Unterschenkelgeschwüre: Lycopodium D6. Krampfadern, Unterschenkelekzem, gerötete, harte Haut, Schwellung, Venenentzündung: Pulsatilla D6. Krampfadern, Unterschenkelgeschwüre: Sepia D3. Reaktionsmittel bei alten Krampfadern: Sulfur C30. Äußerlich: Krampfadern, Besenreiser: Hamamelis Salbe N DHU. Venenstau, Schweregefühl: Sabdariffa Salbe N DHU.

**Schüßler-Salze:** Venenerschlaffung und -erweiterung: Salbe Nr. 1 und Salbe Nr. 11, eine morgens, eine abends, mehrere Wochen.

## MEIN PERSÖNLICHER TIPP

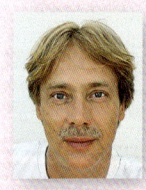

Mein Schüßler-Wechseljahre-Schema lindert die typischen Beschwerden: vor dem Frühstück Nr. 5 Kalium phosphoricum D6, vormittags Nr. 10 Natrium sulfuricum D6, nachmittags Nr. 12 Calcium sulfuricum D6, vor dem Schlafengehen Nr. 11 Silicea D12. Je Salz 5 Tabletten als Heiße Sieben.

## Verstopfung

Weniger als dreimal wöchentlich Stuhlgang wird als Verstopfung bezeichnet. Hält dieser Zustand über drei Monate an, spricht man von chronischer Verstopfung. Mögliche Ursachen sind Bewegungsmangel, Kaliummangel, Reizdarm, ballaststoffarme Nahrung, zu geringe Trinkmenge, mangelhafte Absonderung von Gallensäuren oder Bauchspeichel (Pankreaselastase) sowie jahrelange Einnahme von Abführmitteln.

**Bach-Blüten:** Verstopfung und Durchfall im Wechsel: Scleranthus. Starke Erwartungshaltung und Verstopfung: Chicory.

**Homöopathie:** Verstopfung und Hämorrhoiden: Aesculus D3. Verstopfung mit trocken aussehendem Stuhl, bei Schwangeren: Alumina D6. Neigung zu Verstopfung, auch Wechsel mit Durchfall; hartnäckige Verstopfung: Bryonia D6. Helles Blut auf dem sehr festen Stuhl (Mikroverletzungen der Darmschleimhaut), hartnäckige Verstopfung; Wechsel mit Durchfall: Carbo vegetabilis D3. Verstopfung mit hartem Leib: Cina D3. Vergebliches Drücken: Kalium bichromicum D4. Magensäuremangel mit Verstopfung, schmerzhaften Blähungen: Lycopodium D6. Nervös, reizbar; Schlemmer mit knolligem Stuhl, hartnäckiger Verstopfung: Nux vomica D6. Hartnäckige Verstopfung mit »Schafskot« und bei Schwangeren: Plumbum metallicum D6/D12. Nach Weingenuss, mit Durstlosigkeit: Pulsatilla D6. In den Wechseljahren, mit vergeblichem Stuhldrang: Sepia D3/C30. Träger, schlaffer Darm: Staphisagria D4. Verstopfung mit hartem, knolligem Stuhl: Sulfur C30.
**Schüßler-Salze: bei** akuter Verstopfung: Nr. 10 Natrium sulfuricum D3 (Heiße Sieben). Hartnäckige Verstopfung: Nr. 22 Calcium carbonicum D12/C30.

## Wachstumsprobleme

Das Größenwachstum ist vom Wachstum der Knochen abhängig und wird durch Hormone gesteuert. Konstitution und Erbanlagen spielen dabei eine Rolle. Naturheilmittel können die Entwicklung anregen und den

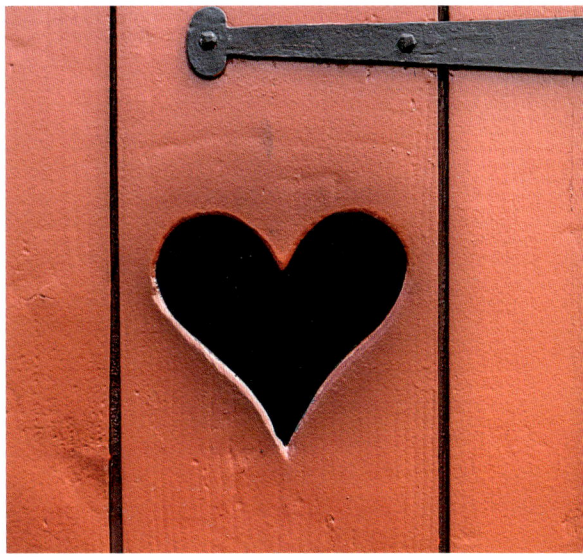

Bei vergeblichen Bemühungen gefragt: Ballaststoffe, Bewegung und unterstützende Mittel.

Knochenstoffwechsel optimieren. Sie helfen auch bei Wachstumsschmerzen, die meist bei Kindern bis zum zehnten Lebensjahr abends und nachts in Bein und Knie auftreten, oft nach körperlicher Anstrengung.
**Homöopathie:** generell bei Wachstumsstörungen: Abrotanum D6. Phosphorus D6/C30 Knochenwachstumsstörungen.
**Schüßler-Salze:** Wachstums- und Entwicklungsstörungen: Nr. 2 Calcium phosphoricum D6 zusammen mit Nr. 11 Silicea D6/D12. Wachstumsverzögerung: Nr. 17 Manganum sulfuricum D6 und Nr. 21 Zincum chloratum D6. Wachstumsschmerzen: Nr. 2 Calcium phosphoricum D6 und Salbe Nr. 2 (abends in die Beine einmassieren).

## Warzen

Humane Papillomaviren, die Erreger von Warzen, werden von Mensch zu Mensch übertragen und dringen in Mikroverletzungen der Haut ein. Eine Unterform sind die Feigwarzen an Geschlechtsteilen und Anus.
**Homöopathie:** generell: Barium carbonicum D4. Warzen im Gesicht; bei Kindern: Causticum D6. Kleine, harte Warzen: Dulcamara D6. Feigwarzen: Euphrasia D2/C30. Alte Warzen: Kalium carbonicum D4. Feigwarzen: Staphisagria D4. Chronische Warzen, Veranlagung zu Warzen: Sulfur C30. Feigwarzen, viele Warzen, raue und blutende: Thuja D12. Äußerlich generell: Rhus toxicodendron-Salbe / Urtinktur.
**Schüßler-Salze:** harte Warzen: Nr. 1 Calcium fluoratum D12, Salbe Nr. 1; weiche Warzen: Nr. 4 Kalium chloratum, Salbe Nr. 4.

## Wechseljahrebeschwerden

Ab der Mitte des fünften Lebensjahrzehnts, selten früher, versiegt die Monatsblutung. Manche Frauen haben in dieser Zeit gar keine Beschwerden, andere umso heftigere.
**Bach-Blüten:** für den Beginn einer neuen Phase (Postmenopause): Walnut.
**Homöopathie:** generell: Graphites D6; Pulsatilla D6; Sepia D3. Depressionen: Aurum metallicum D4. Klopfendes Kopfweh: Crocus D2. Kopfweh, Druck / Pulsieren / Blutandrang im Kopf, Hitzegefühl: Glonoinum D6. Hitzewallungen u. Kopfschmerzen: Lachesis D8. Hitzewallungen: Sanguinaria D6.

## Zahnschmerzen

Zahnweh, ob durch Entzündungen und Reizungen der sensiblen Zahnnerven oder kariöse Zähne, beeinträchtigt uns erheblich. Ursachen sind schlechte Mundhygiene, Zucker und empfindlicher Zahnschmelz. Gehen Sie, gleich bei den ersten Beschwerden, so schnell als möglich zum Zahnarzt und nehmen Sie die Vorsorgetermine wahr.
**Bach-Blüten:** nächtliches Zähneknirschen: Oak. Bei Zahnschmerzen passt oft Walnut. Bei akuten Beschwerden und bei Angst vor dem Zahnarzt helfen die Notfalltropfen.
**Homöopathie:** generell: Aconitum D6; Sulfur D12. Ziehender Zahnschmerz; beim Kauen: Alumina D8. Lockere Zähne, Schmerzen durch warme Speisen, beim Kauen: Bryonia D6. Heftige Schmerzen: Causticum D6. Rheumatisch bedingt: Gelsemium D6. Pulsierend: Glonoinum D6. Nach Zahn-OP und Zahnblutungen: Hamamelis D3. Abendliche ziehende Schmerzen, lockere Zähne, Zahngeschwüre: Hepar sulfuris D4. Heftiges Zahnweh: Hypericum D3. Lockere, ausfallende, schmerzende Zähne, Schmerz an den Zahnwurzeln: Mercurius D6. Stechen in kariösen Zähnen: Mezereum D4. Klopfend, reißend: Spigelia D6. Klopfender Schmerz in hohlen, kariösen Zähnen: Staphisagria D4. Karies: Thuja D12.
**Schüßler-Salze:** generell: Nr. 3 Ferrum phosphoricum D12 und Salbe Nr. 3. Bei blitzartig einschießenden Zahnschmerzen: Nr. 7 Magnesium phosphoricum D6.

## Zahnfleischentzündung, Parodontose

Entzündungen des Zahnfleisches entstehen durch kleine Verletzungen, Bakterien oder Zahnstein, sind hormonell oder durch Rauchen, Alkohol, Medikamente bedingt. Bei Ausstülpungen (Taschen) oder Zahnfleischrückzug spricht man von Parodontose. Ursachen sind unsachgemäße Pflege, Mangel an Vitalstoffen, Durchblutungsstörungen.
**Homöopathie:** Zahnfleischentzündung, -bluten, Parodontose: Alumina D8; Carbo vegetabilis D3. Zahnfleischschwellung: Hepar sulfuris D4; Lachesis D8. Entzündung, Parodontose: Mercurius solubilis D12/D6. Schwellung: Staphisagria D4. Zahnfleischwucherungen: Thuja D12. Zahnfleischbluten: Zincum metallicum D4.

## Zuckungen, Zittern

Oft spielen uns die Nerven bei Stress oder Erkrankungen einen Streich mit unwillkürlichen Bewegungen oder Tics. Zittern kann auf Nervenerkrankungen hindeuten.
**Bach-Blüten:** »schwaches Nervenkostüm«: Rock Rose. Mit Angst auftretend: Aspen.
**Homöopathie:** Gliederzittern (Alkoholiker): Agaricus muscarius D6. Gliederzittern: Alumina D8. Schnellender Finger: Antimonium crudum D4. Gliederzittern mit Hast und Unruhe: Argentum nitricum D12. Krämpfe, Zuckungen, Schwindel, Blutandrang: Belladonna D6. Händezittern: Camphora D2. Lidzucken (Tic): Causticum D6; Crocus D2. Überempfindlichkeit, Zuckungen bei Kindern, Wöchnerinnen: Chamomilla D4. Zittern, Schwäche: Cimicifuga D2. Zuckungen, Krämpfe kleiner Kinder bei Wurmbefall: Cina D3. Schwäche, Zittern, Gangunsicherheit, Schwindel, bei Älteren: Conium D4. Schwindel, Angst, Zittern, Herzklopfen: Digitalis D6. Muskel-/Lidzucken: Gelsemium D6. Sehnenzuckungen: Hyoscyamus D6. Zuckende Mundwinkel, Arme: Ignatia D6. Zittern bei geringer Erregung, mit Schilddrüsenbeschwerden: Jodum D4/C30. Tic: Lycopodium D6. Nervenschmerzen, Muskelzucken, Zittern (Alkoholiker): Nux vomica D6. Arm- und Beinkrämpfe, Zuckungen, Einschlafende Glieder: Secale cornutum D6. Unruhige Glieder, Zucken und Rucken: Sepia D3. Wiederkehrend linksseitige, zuckende / stechende Kopf- und Gesichtsschmerzen; Muskelzucken in Rücken, Gliedmaßen: Spigelia D6. Zittern am ganzen Körper, Zucken; Lähmungsgefühl der Arme; Zappelkinder: Zincum metallicum D3.
**Schüßler-Salze:** Muskelzucken: Nr. 7 Magnesium phosphoricum D6; mit Schmerzen, Lähmung: Nr. 13 Kalium arsenicosum D6.

## Zysten

Die flüssigkeitsgefüllten, abgekapselten Hohlräume in Geweben und Organen drücken schmerzhaft auf benachbarte Gewebe.
**Homöopathie:** alle Arten von Zysten: Apis D4, Thuja D12. Brustzysten: Conium D6. Äußerlich: Conium Salbe S (DHU).

# Bücher, die weiterhelfen

## Weitere Bücher aus dem Gräfe und Unzer Verlag

*Heepen, Günther H.*
**Maxi-Quickfinder Schüßler-Salze. Der schnellste Weg zum richtigen Mittel**

*Heepen, Günther H.*
**Schüßler-Salze für Kinder**

*Heepen, Günther H./Wiedemann, Christina*
**Schüßler-Kuren zum Abnehmen**

*Heepen, Günther H.*
**Schüßler-Salze**
(Reihe „Der große GU Ratgeber")

*Heepen, Günther H.*
**Schüßler-Salze**
(Reihe „Der große GU Kompass")

*Heepen, Günther H.*
**Schüßler-Kuren**

*Heepen, Günther H.*
**Hormone natürlich regulieren**

*Jänicke, Christof u. a.*
**Quickfinder Bach-Blüten**

*Siewert, Aruna. M.*
**Pflanzliche Antibiotika**

*Stumpf, Werner*
**Homöopathie für Kinder**

*Wiesenauer, Markus*
**Das große Homöopathie-Handbuch**

## Bücher anderer Verlage

*Bach, Dr. Edward*
**Heile Dich selbst: Die 38 Bachblüten. Mit Symptomregister**
Goldmann Verlag, München

*Blome, Dr. Götz*
**Das neue Bach-Blüten-Buch**
VAK Verlag, Kirchzarten

*Hahnemann, Samuel*
**Organon der Heilkunst**
Narayana Verlag, Kandern

*Hahnemann, Samuel*
**Organon der Heilkunst**
(7. Auflage mit allen Vorreden Hahnemanns und Erläuterungen von Dr. Lutze)
Paul Schettlers Verlag, Köthen

*Hering, Dr. Constantin*
**Homöopathischer Hausarzt**
B. von der Lieth Verlag für homöopathische Literatur, Hamburg

*Koehn, Dr. med. Jochen*
**Homöopathie hilft heilen**
WzG Verlag, Dormagen

*Schüßler, Dr. Wilhelm Heinrich*
**Eine abgekürzte Therapie**
WzG Verlag, Dormagen

## Zeitschrift

**Weg zur Gesundheit. Zeitschrift für Biochemie und natürliche Gesundheitspflege**
(Zweimonatlich erscheinende Zeitschrift für Schüßler-Salze)
WzG Verlag, Dormagen

# Adressen, die weiterhelfen

**Biochemischer Bund Deutschlands e. V. (BBD)**
www.biochemie-online.org
Adressen von Schüßler-Vereinen, Vorträge, Literatur und Therapeutenverzeichnis

**Deutsche Homöopathie-Union, Karlsruhe**
www.dhu.de
Viele Informationen rund um die Homöopathie

**Hahnemannia – Dachverband der homöopathischen Laienvereine**
Geschäftsstelle: Silvia Valic, Filderbahnstr. 40A, 70567 Stuttgart
www.hahnemannia.de

## Internet-Links

**www.guenther-heepen.com**
Die Homepage des Autors mit Informationen zu Diagnose und Therapieverfahren sowie Vorträgen

**www.dhu-globuli.de**
Eine App mit allen verfügbaren homöopathischen Mitteln und Darreichungsformen

## Bezugsadresse

**Spagyra GmbH & Co KG
Marktplatz 5a, A-5082 Grödig**
Hersteller von Nosoden

# Sachregister

# Impressum

© 2015 GRÄFE UND UNZER VERLAG GmbH, München

**Projektleitung:** Barbara Fellenberg
**Lektorat:** Barbara Kohl
**Bildredaktion:** Nadia Gasmi
**Umschlaggestaltung und Layout:** independent Medien-Design, Horst Moser, München
**Herstellung:** Petra Roth
**Satz:** Kösel Media GmbH, Krugzell
**Reproduktion:** Repro Ludwig, Zell am See
**Druck und Bindung:** Schreckhase, Spangenberg

Printed in Germany

ISBN 978-3-8338-3852-1

1. Auflage 2015

Die GU-Homepage finden Sie unter www.gu.de

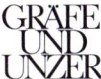

*Ein Unternehmen der*
GANSKE VERLAGSGRUPPE

## Bildnachweis

A1Pix: S. 76, 87, 113; Alimdi: S. 81; Bildarchiv Nutzpflanzen: S. 70; Botanik Fotoarchiv: S. 59; Corbis: S. 23, 53 mi.; DDP Images: S. 6, 14, 41, 44 u., 137; DHU: S. 100, Coverklappe vorne außen; F1 Online: S. 8, 11, 125, U4; FloraPress: S. 2 u. 42, 49, 52 re., 53 o., 65, 83; Fotolia: S. 53 u., Coverklappe vorne innen; Getty Images: S. 68, 85; Glow Images: S. 61, 89; GU-Archiv: Kramp + Gölling Titelbild, S. 26, 33, 34, 52 li., 94, 101, Coverklappe außen hinten und innen hinten; Jalag Syndication: S. 109; João Medeiros/Wikipedia Creative Commons: S. 90; Lavendelfoto: S. 44 ob.; Mauritius: S. 3 u. 104, 5, 18, 44 li., 45, 46, 54, 57, 72, 93, 102, 111, 119; Picture Alliance: S. 58, 99; PicturePress: S. 50; Shotshop: S. 29; StockFood: S. 36; Ullstein Bild: S. 63; www.vivanda.de: Coverklappe vorne innen rechts

## Wichtiger Hinweis

Die Gedanken, Methoden und Anregungen in diesem Buch stellen die Meinung bzw. Erfahrung des Verfassers dar. Sie wurden von dem Autor nach bestem Wissen erstellt und mit größtmöglicher Sorgfalt geprüft. Sie bieten jedoch keinen Ersatz für persönlichen kompetenten medizinischen Rat. Jede Leserin, jeder Leser ist für das eigene Tun und Lassen auch weiterhin selbst verantwortlich. Weder Autor noch Verlag können für eventuelle Nachteile oder Schäden, die aus den im Buch gegebenen praktischen Hinweisen resultieren, eine Haftung übernehmen.

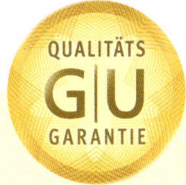

## Liebe Leserin, lieber Leser,

haben wir Ihre Erwartungen erfüllt? Sind Sie mit diesem Buch zufrieden? Haben Sie weitere Fragen zu diesem Thema? Wir freuen uns auf Ihre Rückmeldung, auf Lob, Kritik und Anregungen, damit wir für Sie immer besser werden können.

**GRÄFE UND UNZER Verlag**
Leserservice
Postfach 86 03 13
81630 München
E-Mail:
leserservice@graefe-und-unzer.de

Telefon: 00800 / 72 37 33 33*
Telefax: 00800 / 50 12 05 44*
Mo–Do: 8.00–18.00 Uhr
Fr:    8.00–16.00 Uhr
*(* gebührenfrei in D, A, CH)*

Ihr GRÄFE UND UNZER Verlag
*Der erste Ratgeberverlag – seit 1722.*

Syndication:
**www.jalag-syndication.de**

## Umwelthinweis

Dieses Buch wurde auf PEFC-zertifiziertem Papier aus nachhaltiger Waldwirtschaft gedruckt.

www.facebook.com/gu.verlag

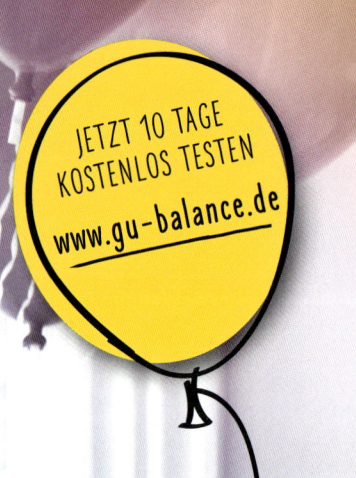
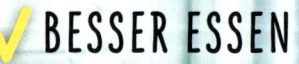
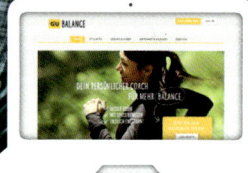
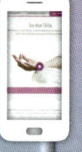
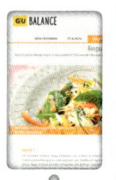